更 新 知 识 地 图　　拓 展 认 知 边 界

[美]大卫·K.兰德尔 著

杜芯宁 译

梦的真相

Dreamland

ADVENTURES IN

THE STRANGE SCIENCE OF SLEEP

中信出版集团 · 北京

图书在版编目（CIP）数据

梦的真相 /（美）大卫·K. 兰德尔著；杜芯宁译
. -- 北京：中信出版社，2018.4
书名原文：Dreamland: Adventures in the Strange
Science of Sleep
ISBN 978-7-5086-7875-7

I. ①梦⋯　II. ①大⋯　②杜⋯　III. ①睡眠－普及读
物　IV. ① R338.63-49

中国版本图书馆 CIP 数据核字〔2017〕第 166668 号

梦的真相

著　　者：［美］大卫·K. 兰德尔
译　　者：杜芯宁
出版发行：中信出版集团股份有限公司
　　　　　（北京市朝阳区惠新东街甲 4 号富盛大厦 2 座　邮编　100029）
承 印 者：北京诚信伟业印刷有限公司

开　　本：880mm×1230mm　1/32　　　印　　张：10.25　　　字　　数：180 千字
版　　次：2018 年 4 月第 1 版　　　　　印　　次：2018 年 4 月第 1 次印刷
京权图字：01-2013-2004　　　　　　　广告经营许可证：京朝工商广字第 8087 号
书　　号：ISBN 978-7-5086-7875-7
定　　价：42.00 元

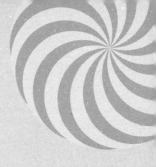

第一章

**我知道你昨晚
做了什么**

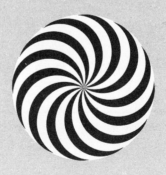

一天晚上，一个男人发现自己瘫倒在走廊里，像一只受伤的熊一样双腿蜷缩。这个原本寂静的星期二晚上，只听他的喊叫声在公寓墙壁之间回荡，但此时一个想法从他脑中一闪而过：有些不对劲。现在已是午夜之后。他不应该在这个地方，双手抱膝蜷成一团，更不应该感觉浑身疼痛。他躺在那里，伤痕累累，困惑不安，实在不明白自己怎么会睡在硬木地板上，因为他最后的记忆是在 30 英尺①外的卧室里躺下入睡。

那个男人就是我。在那之前，我从来没有想过入睡可以导致伤害。但此时我就躺在那里，穿着短裤，试图将我生活中过去几小时的记忆拼凑起来，像一个错过犯罪现场的衣衫不整的侦探。有三件事立刻变得非常清楚：a）梦游时我撞上了公寓的墙壁；b）我梦游时并不是像僵尸一样向前平伸双

---

① 1 英尺 = 0.3048 米。（本书脚注均为译者注。）

臂，这很可惜；因为 c）梦游时撞到墙真的很疼。

这是我第一次梦游，或至少是第一次糟糕的梦游，因为我撞上了东西。不过很长一段时间以来，睡眠就是我生活中颇不平静的一个组成部分。我还是孩子的时候经常睁着眼睛睡着，这让我的父母心惊胆战，或者外宿时把朋友吓得半死。读大学时，我曾经在睡着时突然坐起来，大喊"快去挡住，培根来了"，一时成为室友们的笑谈。而现在，作为一个已婚成年人，我妻子每晚要欣赏的节目包括讲话、唱歌、大笑、哼唧、咯咯傻笑、打呼噜、跳动、踢腿……她的对策就是在我们每晚互相道过晚安之后塞上耳塞，睡到大床的另一侧，自从被不偏不倚地踢了一脚之后她坚持这么做。

讲话和踢腿她还能应付，但我开始不停动来动去时，她就不再脚下留情了。后果就是我一瘸一拐地生活了几天，生怕有人问我膝盖发生了什么事。后来我去了纽约一家医院的睡眠实验室咨询，房间装修得像佛罗里达的宾馆，一幅粉色的棕榈树水彩画挂在一眼看去像是床头板的东西上面，再仔细观察发现那是一块木板，钉在一张医院标准病床上方。墙壁粉刷成乳白色，一个快被淘汰的且装有录像功能的电视放在角落的一张桌子上，木质床头柜上放着医疗器械和一个白贝壳。

当天晚上睡觉时，我的脑电波会被记录下来，好让神经科医生看看我脑袋里到底发生了什么。为了全面了解情况，心跳、呼吸频率、肢体动作、体温和下巴压力等方面的数据都会被采集下来。一共 16 个电极，从太阳穴分布到脚踝。一个技术人员在我脑袋上用白色胶状物点了一个个点儿，把我的头发摆弄成当代爱因斯坦的样子，又把一个分叉监视器插到我的鼻孔里，在脸颊两边各贴上一个圆形传感器，把一个看起来像是发光红衣夹的东西绑到我的大拇指上。一个里里外外都是电线的蓝色塑料盒子被挂在我脖子上。把所有这些东西安装到我身体上用了 45 分钟。做完这一切，技术人员告诉我她会在走廊那头的房间里通过安装在天花板上正对着床的摄像头看着我。"试着正常入睡。"她说着关上了门。虽然没表露出来，似乎她也觉得这一切充满讽刺。

我想躺得舒服一些。过了一会儿，我转身朝右躺。突然一个声音在小房间里回荡："先生，你不能侧躺，必须平躺着。"技术人员透过床板上方一处隐藏扬声器说。天花板上的一个红色闪光灯暴露了那个出卖我的摄像机。我像块木板似的躺在那里，不知道这一切什么时候能结束。那天晚上我梦见自己待在一个监狱里。

几天之后，我来到负责此项研究的神经科医生办公室，他是一个身材修长挺拔的男人，硕大的眼镜让他的脸跟身体相比显得太小。他"沙沙"翻阅着那天晚上从睡眠实验室采集到的300多页数据，略过如股票走势般跌宕起伏的脑电波图表，最后终于找到了实验总结，他的双手停了下来。他静静地研究了一番，最后开口说道：

"嗯，你经常踢腿。"

我等待着，希望能从这花费了保险公司好几千美元的检测中得知更多内容。

"但除了那个，我不知道我们能为您做些什么，"他继续往下说，"你的呼吸很正常，所以你没有睡眠呼吸中止症（sleep apnea）。睡眠过程中没有痉挛出现。你醒得很早，但那并不是什么病。我可以给你开一些安眠药，但老实说我觉得可能没多大作用。"

"我是不是患有不宁腿综合征（restless leg syndrome）？"我问道，突然觉得自己像那些让你问医生某种药物是否适合自己的广告演员。

"如果不踢腿的话，你的双腿是不是感觉不舒服？"

"也不是那样。"我答道。

"那就不是不宁腿综合征。可能是轻度的周期性肢体运动障碍（periodic limb movement disorder），但对此我们也没有很好的对策。"

我喜欢听到轻度这个词语。"那么我应该怎么做？"我问。

"我还是实话跟你说吧。我们对睡眠了解很多，但也有很多我们根本不了解。如果梦游症继续发作，我们可以试试用一些镇静剂。但我并不建议你服用并不需要的药物。你可以试着减轻压力，看看状况会不会有所改善。"

我离开了医生办公室，隐约有一种被骗的感觉。我本来期望科学对睡眠的了解能像消化或者其他生存必需的身体功能那样全面。但相反，我听到医生令人不安地承认，承认他也不知道发生了什么或者怎么阻止这一切。好像我的身体擅自梦游越过了边界。

21世纪初，睡眠似乎并不是应该让人烦恼的事情，还有许多更重要的问题需要我们的关注。技术让这个世界一天天变小，全球经济模糊了今天和明天的边界，日常生活中的许多问题都变得稀松平常。许多人从来没有思考过睡眠这个问题，即使他们停下来想一想，也不过把睡眠看作身体透支时的短暂休整，好像开关一样，咔嚓一下，身体进入睡眠状态。当然，有时我们也会希望对其了解得更多一些，但常常我们关注的也只是最近做了一两个奇怪的梦，仅此而已。睡眠在我们生活中的地位类似用牙线清洁牙齿——按理说应该经常去做，却极少人能够达标完成。

大多数人生命的三分之一是在睡眠中度过的，但其对身体和大脑的影响我们却几乎一无所知。令人吃惊的是，研究机构可以提供的答案少得可怜。睡眠是那些令人生厌的科学小秘密中的一个。我的神经科医生说对于睡眠我们还有很多不了解时，并不是在开玩笑，其中最显而易见的一个问题仍然无解——我们，还有其他的动物，为什么需要睡眠？

想想在一个资源有限、弱肉强食的世界，入睡这个想法本身是多么荒唐啊。一个入睡的动物必须每次都静静躺很长一段时间，这简直是以一种最糟糕的方式给捕食者主动送上门。但不论睡眠做了什么，它仍然非常重要，以至于进化不计代价也要将其保留下来。例如海豚每次睡觉时一半大脑是清醒的，这样它做梦时还能出来透口气，同时小心提防捕食者。鸟类同样也有这种功能，它们可以决定用其中任何一半或者全部大脑入睡。想象一排正在湖边入睡的鸭子，两头的鸭子入睡时可能一半大脑是清醒的，对周围的环境随时保持知觉和警惕，这样处于中间的同伴就能完全沉睡过去。

你可能因此会认为睡眠是某种奢侈行为，越靠近食物链顶端，睡得越多，更锋利的爪子意味着更长的甜梦，但事实并非如此。狮子和沙鼠一样，每天大约睡 13 个小时，老虎和松鼠则睡 15 个小时。睡得少的动物中，大象一般每次睡 3 个半小时，而这相对于长颈鹿每天晚上平均 1 个半小时的睡眠时间，已经算多的了。

睡眠需求会干扰其他更加迫切的生理需求，如生育、搜集食物、建造居住场所，以及其他各种确保种族延续的行为。睡眠如此重要，人们对其的了解却如此贫乏，以致一个生物学家宣称："如果睡眠没有非常关键的功能，那么它就是进化所犯的一个最大的错误。"睡眠的功能仍然是一个谜。认为睡眠不过是身体进行休息的一段时间也无可厚非，但这种说法不全正确。如果你愿意，尽可以在海滩吊床上放松休息一整天，但如果过了 20 个小时你仍然没有入睡并继续下去，恐怕你的身体状况会变得糟糕。人类每清醒 2 个小时大约需要 1 个小时的睡眠，如果这个比率紊乱的话，身体会本能地进行反应。如果前一天晚上少睡了 1 个小时，第二天晚上就会睡得更深，直到身体缺乏的睡眠被补充完全。

比为什么需要睡眠这一问题更加奇怪的是睡眠被忽视时出现的后果。1965 年，圣迭戈一个名叫兰迪·加德纳（Randy Gardner）的高中生连续 264 个小时没有入睡，这 11 天的壮举被斯坦福大学一个研究小组的研究人员记录下来，他们之前在当地报纸上偶然看到他进行此项尝试的报道。第一天，加德纳可以在没有任何外力刺激的情况下保持清醒。但情况很快急转直下，他连简单的加法计算都做不到了。接着他变得越来越偏执，质问那些承诺帮助他保持清醒的人为什么这么残忍地对待他。最后当他终于睡去时，一口气睡了近15个小时。但几个星期以后，他才恢复如常。直到今天，他在日本仍然小有名气。

同大多数睡眠剥夺实验相比，加德纳的结果算很不错了。在20世纪80年代，芝加哥大学的研究者曾决定看看动物被长时间剥夺睡眠会产生什么后果。作为睡眠研究史上许多古怪实验中的一个，在此项实验中，研究者把大白鼠放在一个小平台上，平台悬于冷水上面，以此迫使它们保持清醒。平台有平衡装置，只有不断移动才能保持水平。如果大白鼠睡着，就会掉到水里，然后被迫重新游到安全地带。（大白鼠可能被淹死，但奇怪的是研究者对这种后果无动于衷。）

快进到两个星期之后：所有大白鼠都死了。虽然研究小组预感会发生不好的事情，但这种结果仍然让他们迷惑不解。随着未入睡时间越来越长，大白鼠的身体开始自我崩溃。它们身上长出一些似乎无法愈合的奇怪斑点和脓疮，毛皮大块脱落，不论吃多少，体重仍然不断减少。因此研究者决定对其进行尸体解剖，但令人惊讶的是，它们的器官并没有可以导致如此迅速死亡的病状。这个谜团一直困扰着科学家，20年之后另一组研究人员决定进行同样的实验，只是这次使用的仪器更加先进。这一次，他们相信可以发现睡眠剥夺过程中大白鼠体内到底发生了什么而导致其最终死亡。大白鼠这次同样坚持了两个多星期，并在长出了许多脓疮之后死亡。正如许多年前他们的芝加哥同行一样，研究人员仍然没能找出明确的答案解释为什么大白鼠会全军覆没。缺乏睡眠本身看起来像是死亡原因。其中最合理的猜测是长时间保持清醒耗尽了大白鼠的身体能量，使其失去了调节体温的能力。

保持过长时间清醒的人也会显露跟这些不幸白鼠同样的迹象。一个人是否会因为极度睡眠剥夺而死亡，无人对此发表相关科学研究结果，原因显而易见。与此最为接近的是一些由政府进行的自愿或非自愿短期睡眠剥夺研究实验，例如关塔那摩监狱的中情局审讯人员把十几个囚犯用链子锁到一起，迫使他们一次站上一天多的时间，以此剥夺他们的睡眠。司法部官员后来在备忘录中写道："令人惊讶的是，这些人的身体看起来并没有什么异样。"

肯定有迹象表明睡眠时刻影响身体，只不过肉眼无法察觉。剥夺睡眠的最初 24 个小时，血压开始升高。之后不久，新陈代谢开始紊乱，一个人不由自主地渴望摄入碳水化合物。体温下降，免疫系统变得更加脆弱。如果这个过程持续时间过长，人很有可能开始失去理智，出现类似服用迷幻药时的幻听幻觉。同时，做出简单决定或者回忆明显事实的能力急剧下降。这是一个奇特的恶化过程，但更古怪的是，这一过程可以被彻底终止，所有的影响都会消失，方法仅仅是睡上几个小时的觉。

我对这一切有所了解是因为我从神经科医生办公室走出来时，心中产生的问题远远多于得到的答案。我边朝家走，边思考自己是否会再次梦游，而如果下次梦游时又撞到了什么东西不知道会伤得多严重，就这样边走边思考，在迷惑不解中，一个计划逐渐成形。如果医生不能告诉我更多关于睡眠的知识，那么我就自己去寻找答案。占人生约三分之一时间的睡眠正在流逝，未经检省，未留痕迹，而且被环绕在一团迷雾之中。

由此我开始了在神秘睡眠科学国度的冒险旅程。对这段我们只能进行抽象理解的时间，我决定尽己所能揭开其中所有的谜底，虽然知道这几个小时确确实实存在，但我们从未真正体验过，因为——我们睡着了。一旦开始第一次真正思考睡眠，问题接踵而来。男人和女人的睡眠有没有什么不同？我们为什么会做梦？为什么哄孩子入睡是新生儿父母最头疼的任务，世界上所有人都是这样吗？为什么有的人打呼噜，其他人则不？是什么让我的身体开始梦游，为什么不能让其停止？我问了朋友家人许多关于睡眠的问题，答案是一长串"不知道"，而他们脸上的错愕表情就像面对突击考试不知道答案的学生。睡眠，我们生活中最共通普遍的组成部分，却是最大的未知。说实话这太不合理了。

　　睡眠，虽然占据我们生活如此大的份额，却是最年轻的科学领域之一。直到 20 世纪中叶，科学家仍然认为睡眠是一段没有变化的过程，在这期间大脑是安静的。20 世纪 50 年代快速眼动（rapid eye movements）的发现颠覆了这一看法。研究人员之后发现睡眠由五个区别明显的阶段构成，每个周期大约 90 分钟。第一个阶段非常浅，人们如果在这个过程中苏醒过来，可能不会意识到自己已经睡着了。第二个阶段的特征则是睡眠特有脑电波的出现，每次持续几秒钟。进入这一阶段的人醒来时会知道自己睡着了，这是大脑从有意识进入无意识之前的最后一站。第三和第四个阶段被认为是深度睡眠。在第三个阶段中，大脑会发送出长而规律的波动，称为 δ 波（delta waves）。第四个阶段被称为慢波睡眠（slow-wave sleep），因相伴产生的脑电波速度得名，这是最深层的睡眠，也是距离清醒意识最远的地方。从第四阶段醒来的人迷迷糊糊的，不能回答最基本的问题，最渴望的事情是倒头继续睡，这种情形被研究者称为睡醉（sleep drunkenness）。最后一个阶段是快速眼动（REM）睡眠，这么命名是因为此时眼球会在眼皮内进行快速运动。在这个过程的睡眠中，大脑同清醒时一样活跃。这个阶段也是大多数梦境出现的时间。

在快速眼动睡眠过程中，身体会产生荷尔蒙有效地麻痹自身，这样手脚就不会按照大脑正在创造的场景手舞足蹈了。但这种自我保护机能并非总能完美运行，一旦出错，后果通常让人感到十分不适。有时是大脑没有收到信息，这会导致人们深夜醒来时惊恐地发现自己的四肢无法移动。中世纪时，人们认为这是因为一种名为梦魇的魔鬼正压在入睡人的胸口上。但这种情形其实只是睡眠过程的一个小差错，是大脑运行过程中出现的顺序混乱，此时大脑允许意识醒来，但身体认为大脑依然在做梦。还有一些情况，身体没有按照正常情形完全麻痹自身，这就是被称为异睡症（parasomnias）一系列问题的根源，像我这样的梦游症是其中最轻的一种。例如，有快速眼动睡眠障碍（REM sleep disorder）的病人做梦时会从窗子里跳出去，或者对床头柜大打出手。我曾同一些有这种睡眠障碍的病人交谈过，他们中有人开始尝试每天晚上把自己绑在床柱上，因为害怕自己睡着时会一不小心自杀。

在快速眼动现象发现之前，我们对睡眠的了解在 2 000 多年的时间中几乎一成不变。古希腊人认为，当大脑中充满血时，人就睡着了，而苏醒时，血就从大脑中流出去了，除此之外，他们觉得睡眠的整个过程都很神秘莫测。睡眠被认为是生物最接近死亡的时刻，而且醒来后讨论睡眠仍然是在死亡附近徘徊。众神谱系很清楚地表明了这一点：许普诺斯（Hypnos），希腊神话中的睡眠之神，是死亡之神塔纳托斯（Thanatos）的孪生兄弟，而他们的母亲则是黑夜女神。在黑暗夜晚孤单一人躺在床上时，最好不要想太多这些问题。2 400 年之后，医生提出了这样一种理论：流经大脑的血液对大脑造成的压力导致了睡眠。柏拉图应该非常乐意接受这一观点。19 世纪产生了一种新观点，认为大脑中不再全是令人兴奋的想法和抱负时，人就会睡着。这种睡眠和空荡荡大脑之间的假设联系让人们对那些睡得太多或者看起来享受睡眠的人心怀疑虑。在当今某些高压工作领域，每天睡五六个小时甚至更多仍被认为是不靠谱的表现。

不论你有没有睡眠问题，很明显，我们生活在一个睡眠环境更加舒适，睡眠质量却更加难以捉摸的时代。美国卧室中最差的床同人类不久之前的普遍睡眠环境相比也堪称豪华了。例如在维多利亚时期，住在救济院的劳工坐在长凳上睡觉，一排排地耷拉着脑袋，胳膊在前面的绳索圈里晃荡。他们还要为这种优待付费，意思是这比在大街上睡要好多了。工业革命时期的家庭，每晚的例行活动是检查有没有老鼠在全家共用的卧室里打洞。现代化带来了生活水平的巨大改善，同样带来了电灯、电视和其他形形色色的娱乐，这极大改变了人们的生活，却把睡眠模式搅得一团糟。一直以来，技术优先，睡眠靠边站。斯坦福大学有目前世界上最先进的睡眠研究中心，在 20 世纪 70 年代建立了第一个致力于睡眠障碍治疗的大学实验室。但计算机科学部门早在那 5 年之前就已建立运行了。

工作开始变得 24 小时化，对睡眠自有一套标准和期待。即时跟进迪拜、东京和伦敦投资的华尔街银行家知道，如果不随时了解行情，就有可能被远远甩掉。在我们根深蒂固的文化思维中，睡眠可以被推迟，可以被忽视，或者用一杯咖啡打发掉。但现在，保持健康的睡眠时间被认为是最好的疾病预防方式。

斯坦福心理诊所的开设完全颠覆了医学领域对待睡眠的方式。在那之前，大多数医生都认为如果病人每天晚上都能安然入睡，自己的职责也就完成了。截至 2011 年，有超过 75 种被确认的睡眠失调症，而这一数字仍在继续增长，其中一部分非常常见，例如睡眠呼吸中止症。如果你身边没有人有此种症状，很可能隔壁就有人正在饱受困扰。还有一些则非常难解，例如一种非常罕见的朊病毒疾病，叫致死性家族失眠症（fatal familiar insomnia），病人 40 岁以后才会发作。这种基因性疾病只在世界少数几个家族中被发现，主要特征是病人逐渐无法入睡。病人通常会在出现该疾病迹象的一年内死亡，中间经过几个月的痛苦挣扎，包括长期偏头痛和疲劳，直到死亡前他们的大脑都一直保持清醒正常。

这本书关乎医学好奇心，更关乎睡眠。关于占据我们生活最大比例却被忽视的睡眠，以及睡眠如何影响你的生活，即使你并没有在夜深人静时让你难以入睡的睡眠问题。我最初开始研究睡眠是出于非常个人的原因——找到一种方法治愈我的梦游症。但是当我投入更多的时间研究睡眠科学时，我逐渐开始明白夜晚的这些神秘时间影响着我们生活的时时刻刻。比如，警察、卡车司机和急诊室医生都开始向睡眠研究者求助，帮助他们解决睡眠对于大脑决策的影响。如果你

曾乘坐飞机，去过医院，或曾在高速公路上夜驾——或将来
会这么做——那么你有必要知道这些公司或机构是如何管理
睡眠，并且努力避免那些由疲劳造成的代价惨重的事故的，
因为疲劳是可以控制的。曾有研究表明把第一节课的时间推
迟一些，学生的 SAT（Scholastic Assessment Test，学术能力
评估测试）成绩会有显著提高，在这之后很多学校改变了每
天课程开始的时间。还有新的研究表明，学会一项新技能或
者找到解决问题的方法或许只是因为我们晚上睡了个好觉。

在这么短的时间内出现了这么多新发现，许多睡眠研究
者相信他们正处于该领域的黄金时期。睡眠是一个非常复杂
的过程，会影响我们生活的方方面面，大到法律系统，小到
如何抚养孩子，或者士兵如何在战后恢复创伤，而且睡眠现
在被认为是快乐的重要组成部分。不论你是否能够意识到，
昨晚睡得如何对你生活的影响可能要远远大于你吃什么、赚
多少钱，或者住在哪里。决定你如何看待自己的所有事情加
在一起——创造力、情绪、健康，以及迅速学会一项新技能
和找到解决问题办法的能力——不过是你每天睡眠时大脑活
动的副产品。我们每天都会用几个小时进行睡眠，却几乎对
其一无所知。

当然你不会马上认为睡眠研究是最冒险大胆的研究。毕

竟睡着的人只是躺在那里，想要访问他们极其困难。这有什么有趣的？我的目标就是改变你的这一看法，带你踏上一趟旅程，了解那些在睡眠的神奇国度发生的事情，那些经常很奇怪，有时又令人不安，但总是非常引人入胜的事情。在睡眠这一领域，科学还处于婴儿时期，文化态度经常发生转向。我们会带你经历一个关于夜晚的故事，以你入睡时那些发挥作用但却不为人所知的力量开始，以如何睡个好觉的最新研究结束。

这不是典型的指导书，那种书的内容常常是完善睡眠的十个简单步骤之类的。但是读完这本书，你会对入睡时你的身体里发生了什么以及如果忽视睡眠太久会发生什么，有一个全新的理解。我希望这本书会对你的未来决策有所裨益，而这些决策将会影响你生活的方方面面，从你的健康到你的钱包。你没必要一定相信我的话，因为看完这本书你会遇到形形色色的人，包括梦境研究者、历史学家、石油商人、职业体育教练、公司经理人、婚姻咨询专家、奥运冠军、企业家、将军、儿科医生、人类学家、宪法研究学者、赌徒、心理学家，还有一个大学教授，他所研究的领域只能被称为"睡眠犯罪"。

但是我并没有找到一直在寻找的梦游症治疗办法，虽

然现在我能够不服用药物而减少它的发生概率。可是不论我
采取什么方法，或者睡前做多少瑜伽，我还是有可能再一次
从深夜中醒来，迷惑地发现自己不知什么时候已经走了那么
远。当然，我也有可能再也不梦游。这正是睡眠的古怪魅
力，看起来只是生活的一个简单部分，却每晚都会比你的想
象产生出更多可能性。我曾去过军事基地、公司总部、大学
实验室和会议中心，全都为了了解睡眠这一普遍又神秘的生
活事实中所包含的奥妙。

睡眠不是我们生活的一个断裂，而是"活着意味着什
么"这一拼图版上丢失的一块。

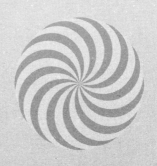

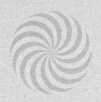

第二章

点燃我的
火焰

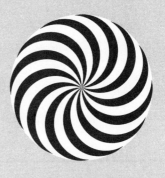

如果你想寻找20世纪八九十年代罗杰·艾克奇（Roger Ekirch）的行踪，那么首选地是弗吉尼亚理工大学图书馆的四面灰色墙壁之间。那时他是一个年轻的历史学教授，开设了一些关于早期美国生活的课程，大多数时候为本科生讲授早期奴隶贸易和兴盛一时的大西洋海盗经济。但他一旦有机会，就会埋首于他那套稀有的藏书中，在那里他才能真正沉浸在自学生时代就痴迷的主题——夜晚的历史——中。

那时，大多数历史学家会同意这样一个观点，太阳落山以后，人类活动贫乏得可怜，"仅仅是睡觉，吃饭，放屁"，这段话出自莎士比亚的朋友，剧作家托马斯·米德尔顿（Thomas Middleton）。但是艾克奇仍然继续自己孤独的工作，在发霉的书籍中探究，寻找任何关于天黑以后发生的有趣事件的线索。他不知道自己正在通往一个重大突破的路途中，这个突破会彻底改变我们对于人类大脑和睡眠之间关系的认识。毕竟，他是一个历史学家，对睡眠的理解仅限于知道自己喜欢它。但随着他翻阅了更多剧本、遗嘱，研究了累积2 000多年的各式日常生活器具，他意识到太阳从地平线上落下以后，一段离奇的12小时开始登场。

普通的夜幕降临给一个中世纪欧洲农民带来的巨大恐惧是现在的人们无法想象的。太阳刚要开始落山，农民就得赶在城门锁上之前抓紧跑回城里。有些跑得不够快的人就得孤身一人在黑暗的荒野中待上好几个小时，随时准备应对强盗、野狼的攻击，还有四处游荡逡巡的妖魔鬼怪。

城市也不那么安全。如果你天黑以后仍然在外面，那么心里感觉遇到的每个人都对自己心怀叵测也很正常。先下手为强就变成了最佳选择。夜晚降临以后，"各种各样的冲突都极有可能发生，因为此时人们的耐性最小，恐惧最大，而视力最弱"。艾克奇写道。他发现许许多多的故事是关于仆人在"没有挑衅"的情况下相互刺杀，商人同邻居在伦敦街头展开剑斗，而尸体落入威尼斯河道的声音更是夜晚生活的寻常组成部分。在那些时代，每个夜晚出去的人都会带上至少一把刀，那时礼貌的问候不仅仅是一种交往礼节，更是为了活命。

夜生活千差万别，有着各自的文化节奏。城镇居民白天谋生，晚上则心甘情愿地遵守宵禁，实际就是晚上把自己锁在家中。那些一辈子都没有见过大海的农民像水手一样知道怎么根据星星判断时间和方向。君主和大主教们则通过繁复的仪式和举办舞会显示他们的权威，那些舞会常常被几百个火把照得灯火通明，让那些依靠烟熏火燎昏暗蜡烛照明的农民看得眼花缭乱。

艾克奇翻阅了各种各样的羊皮卷，从财产记录到怎么看到幽灵的启蒙书，但有些东西却让他感到迷惑不解。因为他不断看到关于睡眠的奇怪说法。比如在《坎特伯雷故事集》（*Canterbury Tales*）的《乡绅的故事》中，其中一个人物"第一次睡眠"后在清晨醒来，然后回到床上继续睡。而一本 15 世纪的医学书则建议读者在"第一次睡眠"时身体右躺，在那之后左躺。还有一个英国学者认为"第一次睡眠"和"第二次睡眠"之间是进行严肃研究的最佳时间。这两种独立的睡眠类型被一次次提及，艾克奇再也不能将其仅仅当作一种好奇心而漠视不管了。睡眠，他总结道，并不一直都是我们今天认为的那种一整段时间。

在弗吉尼亚理工大学的那些藏书中，艾克奇重新发现了一个生活事实，这一事实在某个时期曾像吃早餐一样普通平常。每天晚上太阳落山后不久，人们就开始睡觉，一直睡到午夜之后的某个时间，这就是不断出现在各种古老故事中的

第一次睡眠。人们醒来 1 个小时左右，然后重新回去睡，直
到早晨——这就是所谓的第二次睡眠。在这两段睡眠之间的
时间是预料中的自然一环，根据需要可以进行祈祷、阅读、
思索梦境、撒尿或做爱。最后一种可能是最受欢迎的。一个
16 世纪的法国医生曾断定，体力劳动者能生好几个孩子，是
因为他们在第一次睡眠后恢复了精力才做爱。而他们的妻子
更喜欢这么做，因为第一次睡眠让男人"做得更好"，这样
女人"会得到更多的乐趣"。

艾克奇面临学者的典型危机：他面前有大量证据表明今
日的睡眠跟我们祖先的睡眠没有任何相同之处。但是据此断
言整个工业世界的睡眠都不自然，跳跃又过大，尤其是考虑
到相较神经科学，艾克奇是一个对美国殖民地农业经济更加
精通的教授。甚至直到现在，他仍然觉得自己能够发表研究
结果有很多运气成分。"我以前曾经希望自己有足够的信心进
行研究，并且提出自己的看法。"他的话听起来好像一个试
图通过大段文字建立自信的人。

但幸运的是，他不必这么做。在 300 英里^①以外，一个
精神病学家在一个研究实验中发现了一些奇怪的东西。托马

———————

① 1 英里 ≈1.609 公里。

斯·威尔（Thomas Wehr），在马里兰州贝塞斯达（Bethesda）的国家心理健康研究所（National Institute of Mental Health）工作，突然冒出了一个想法：我们每天接触的无处不在的人造光会对我们的睡眠习惯产生一些未被察觉的影响。兴之所至，他让被试者每天脱离 14 小时的人造光，试图重现早期人类的光线状况。没了日光灯、电视或路灯，一开始被试者除了睡，还是睡。起初那几个星期，他们就像糖果商店里的孩子，把以前累积的缺失睡眠都补回来了，他们的睡眠不足常常是因为熬夜，玩得太晚或者早起工作。几个星期以后，被试者可能比他们生活中的任何其他时候都要精力充沛。

此时实验出现了一个奇怪的转变。很快，被试者开始在午夜之后醒来，睁着眼睛在床上躺一个小时左右，然后重新入睡，这跟艾克奇在历史记录中发现的分段睡眠相同。当被限制接触人造光时，被试者开始慢慢舍弃他们长期以来形成的睡眠习惯。似乎他们在活动一块自己从不知道拥有的肌肉。这个实验发现了人类大脑中先天存在的生物钟，但只有身体同现代生活隔离开来的时候才会展现。威尔发表关于该研究的文章之后不久，艾克奇联系他，透露了自己的研究发现。

很快威尔决定进一步调查。他再次将被试者同人造光隔离开来。但是这一次，他在夜晚时分采集了他们的部分血液，想要看看第一次睡眠和第二次睡眠之间的时间除了是封建时期农民做爱的好时机，是否还有其他更多发现。结果表明，午夜清醒的那一个小时是我们祖先生活中最放松的一段时间。从生理上来看，身体此时处于一种类似日间水疗的状态。在两段睡眠中间的那段时间，被试者的大脑会分泌出更多的催乳激素，这是一种可以帮助减轻压力的荷尔蒙激素，性高潮之后的放松感觉就是由这种激素产生的。在心满意足昏昏欲睡的抱窝鸡身上也同样发现了高催乳激素水平。威尔此项研究的被试者在描述这两段睡眠之间的时间时，称其非常接近冥想。

许多其他研究显示，如果条件允许，我们的身体会将睡眠分成两半大致相等的时间。世界上那些没有人造光，以及随人造光而来的电脑、电影和劣质真人秀节目等种种事物的地方，人们仍然以这种方式睡觉。20世纪60年代中期，在尼日利亚中部研究提夫文化（Tiv Culture）的人类学家发现，该部落的人不但分段睡觉，而且也使用第一次睡眠和第二次睡眠这种大体类似的说法。

你也许会认为一项发现现代睡眠习惯同我们的自然生物钟背道而驰的研究肯定会掀起轩然大波。但在威尔将研究结果发表在一份医学期刊上20多年后，很多睡眠研究者——更不用说普通的医生了——从未听说过这份研究。当有病人抱怨自己总是在午夜差不多同一个时刻醒来时，很多医生的反应是拿起笔，开出安眠药的药方，从未意识到自己正在治疗的情形几千年来被认为再正常不过。而病人则将午夜醒来看作是某个地方有毛病的迹象。这也不能苛责他们，因为他们也不知道睡眠正是自然地分成两个阶段。

　　为什么大约60亿人口的睡眠方式同自然几千万年以来形成的方式背道而驰？原因是一种曾经带来革命性变化，而现在价格不到2美元的东西：电灯泡。你床边的台灯包含一种可能永远改变了人类睡眠的装置，并且引进了一个崭新的世界，这个世界充满了各种因光源过剩导致的健康问题。现代生活的几乎每个方面最终都能追溯到新泽西州北部一栋被黑色铁丝网围着的破旧砖质建筑中。在一个早于硅谷许多公司存在的创意工厂里，一个善于自我推销的天才发明家托马斯·阿尔瓦·爱迪生（Thomas Alva Edison）制作出了一件将颠覆人类身体睡眠方式的装置。

　　当然，在爱迪生之前人类已经使用了一些人造光。1736年，伦敦城在现代化程度上往前迈了一大步，在街道上安装了5 000盏煤气灯，减轻了城市居民长久以来对黑暗的恐惧，商店第一次可以营业到晚上 10 点以后。其他城市纷纷效仿，煤气灯成为世界性大都会的一个标志。在美国南北战争初期，纽约街道上到处都是煤气灯，晚上出去是一件非常普遍的事情，因为大街上亮如白昼。剧院、歌剧院和沙龙被煤气灯照亮，一直开到清晨，因为明亮的街道意味着可以安全回家。同时，人们的家中也闪烁着火焰的亮光。

但爱迪生发明电灯泡之前人类使用的所有人造光加起来，就好比时代广场（Times Square）灯光前一根火柴的亮度。爱迪生的发明事业起步于他还是一个年轻电报员的时候，那时的他在百无聊赖之中，试着找出能够在一台机器上同时发送多条消息的方法。几年过后，他发明了留声机，声名鹊起。在这将会决定其未来人生走向的事件初期，他并没有充分认识到自己创造的技术奇迹包含的吸引力。他认为留声机可以让忙碌的管理者口述信件，过后再由助手倾听并记录下来。后来商人建起拱廊，消费者可以在其中花费 5 美分听到一段录音音乐，此时这项发明才转化为商业产品。爱迪生并不知道自己开创了美国大众娱乐产业的先河，一部分原因是他不能参与：一只耳朵听力的丧失让他无法享受音乐。

那时，法国发明家已经在里昂街道上安装了一种叫弧光灯的灯——之所以这么命名是因为这种灯通过一个横在缺口上的圆弧发送电流。你可不会想把这种灯装在厨房里，除非你想把房子烧掉。弧光灯是一种几乎不受控制的电流团，接近电焊机灯束的剧烈白色光，而不像电冰箱里柔和的灯泡光。这种精巧的发明能产生大量的光，但这些光可不怎么美妙。在印第安纳州，安装在一个城市法院顶部的四个弧光灯据说能照亮 5 000 米以外的牛。加利福尼亚的圣何塞建造了一座 20 层的塔，在上面安装了弧光灯。许多晕头转向的鸟便撞了上去，最后的结局是变成了城里餐馆桌子上的一道道美味。

因为留声机积累了一些名气和金钱，爱迪生决定发明一种比弧光灯更好的人造光。他的目标是将光驯服：要足够简单，孩子都可以操作；要足够安全，不小心亮一整夜也不会引起火灾。他设计了一个灯泡，电流流过马蹄铁状的灯丝而发出光亮，灯丝处于真空装置中，这样就能从根本上避免灯丝熔化或者着火。他使用的电灯泡技术在当时并不是最高明或最优秀的，但是他知道如何将自己作为产品的一部分进行推销。他向那些不辞辛苦来新泽西州门洛帕克（Menlo Park）采访他并在之后写出奉承文章的记者赠送股份，通过这种手段，他狡猾地树立起自己发明奇才的公众形象。爱迪生在为了支持每个新产品而创立的公司名称中嵌入自己的名字，这样就保证每个人都有许多机会听到他的名字。其中一个公司叫爱迪生电气公司（Edison Electric Co.），就是通用电气（General Electric，GE）的前身。

爱迪生的电灯变成世界标准，因为其价廉，安全，够亮，够舒适。与弧光灯不同，电灯泡的魅力在于它的小容量。它的亮度不足以照到几英里以外的牛，但其发光平和、稳定，可以照亮满是客人的起居室。电灯泡产生几年之后，一队人头上戴着电灯泡到纽约街道上游行，表明光源不必非得来自火焰。

即便只靠完美的人造光这一项发明，爱迪生也肯定会改变睡眠历史的轨迹，但是他并没有在此停下脚步。不仅仅满足于重建了我们度过夜晚的方式，爱迪生在革新娱乐方面也扮演了重要角色。他完善了留声机，后来又发明出第一个电影摄影机。通过这些发明，爱迪生创造出一种全新的经历：你可以倾听和观看一个并不在眼前的人。付费的观众现在可以看到拳击手、歌手和乐队录制好的表演，这创造了一个充满明星的民主世界，在这里付上一点钱，每个人都可以观看到顶级的娱乐节目。世界上最好的表演者被从表演大厅里请了出来，在每一间客厅里都能看到他们的身影。

多亏了爱迪生，日落不再意味着社交生活的结束，而是开始。夜晚抖落掉跟恐惧的最后一丝联系，摇身一变，成为所有好事情发生的时间。现在晚上 11 点生活照常进行，跟早晨 11 点没什么不同，黑暗不再是一种阻碍。对于多出来的这些小时中包含的可能性，这个世界的反应像是进入宿舍不到一个月的大学新生。睡眠让步于夜生活和其他更重要的活动，从此再也没有回归原位。而工厂也认识到可以既不牺牲质量，又能使产量翻番，做法就是轮班，而电灯泡则可以 24 小时源源不断提供照明。经过在爱迪生实验室里 20 多年的发展，电灯泡悬挂在无数生产组装线的天花板上，而此时一些夜班工人正使劲撑开眼皮保持清醒。再也没有必要仅仅因为太阳落山就离开工作台了，24 小时劳动力诞生了。

当看到正常的睡眠节奏被无可挽回地改变了之后，爱迪生并不认为这有什么问题。由于某种一直不甚清楚的原因，他认为睡眠对人们并没多少好处。"那些每晚睡七八个小时的人从没真正入睡，也从未真正清醒。"他写道，"在 24 个小时中，他们只是经历了不同程度的瞌睡。""额外的睡眠"——爱迪生宣称自己每晚只睡三四个小时，超过这些全都会被定义为"额外的"——会让一个人"不健康，并且效率低下"。爱迪生认为他的电灯泡是教育的一种形式，他相信人们需要的就是"将一个未开化的人放到一个充满人造光的环境中，那么他就会进步"。

在他眼里,生活就像一条组装线,任何停工时间都意味着浪费。这并不是说爱迪生需要的睡眠就比其他人少。他白天夜里都打盹,有时会在实验室的工作台上睡着,然后第二天宣称自己工作了整晚。他在门洛帕克的实验室的参观者会看到他的小简易床和枕头被塞在一个角落里。

爱迪生认为睡眠是懒惰标志的观点同他的电灯泡一起改变了这个世界工作的方式。美国劳工运动最早的一些斗争焦点就是关于晚班应该持续多长时间。那些坚持传统睡眠时间表的地方很快被人们讥笑为落后于时代,而在其中工作的人们则被认为不合时宜,同这个工业化世界格格不入。

我们现在有如此多的人造光。1994年洛杉矶的一次地震破坏了供电,一些当地居民打电话报警说他们头上的天空中出现了奇怪的"巨型银色云团",其实那是银河系。这是因为人们以前从来没有见过银河,这不难理解:洛杉矶的夜晚有如此多的路灯、广告牌、宾馆、汽车、体育馆、停车场和汽车销售点,200英里以外的飞机仍然能看到城市亮光。并非只有洛杉矶居民如此。美国三分之二的人口、欧洲一半的人口所在的地方都因夜晚天空太亮,而无法用肉眼看到银河系。在美国,99%的人口居住在达到光污染水平的地方,当人造光让夜晚天空的亮度超过自然状态 10 倍时，天文学家就将其称为光污染。

如果光线在夜晚的作用只是让人们看得更清楚，人们也不会这么忧心。但是原本黑暗的夜晚突然变得明亮，使得原本自然协调的生活系统变得有些扭曲。仅曼哈顿一地，每年就有大约 1 万只稀里糊涂的鸟——像飞蛾一样，被亮光吸引——撞上闪闪发光的摩天大楼后死亡。而在整个北美洲，每年有超过 1 亿只鸟因为撞上灯火通明的建筑而死亡。现在生物学家认为人造光会对多种生物的生存环境造成威胁，既包括海龟、青蛙，也包括各种树木。

不要再自欺欺人了：我们最担心的动物肯定是跟正在阅读本书的读者相同的人类。跟其他所有生物一样，我们人类也受到路灯和摩天大楼光亮的影响。晚上的电灯会扰乱你的生物钟，这是人类身体随着时间建立起来的一种自然节奏。如果在晚上接触太多的亮光，你的大脑会将其理解为太阳光线，因为这是大脑最熟悉的一种光。勒克斯（lux）单位可以说明这一点。勒克斯是用来衡量光亮度的单位，1 勒克斯相当于 10 英尺以外一支蜡烛所显现的亮度。一个标准 100 瓦的电灯泡亮度大约为 190 勒克斯，而一般办公楼的光亮度则达到 300 勒克斯。人类身体的生物钟会被任何超过 180 勒克斯的光线重置，这就意味着在办公室工作的时间会直接影响身体之后入睡的能力。这是因为身体对亮光的反应同对太阳光线的反应是相同的，它会发出信号让自身保持清醒，并且推迟夜晚排毒和细胞重建工作，这通常是身体进入睡眠后进行的。接触过多的人造光会让身体停止分泌褪黑素，这是一种调节睡眠的激素。

糟糕的睡眠仅仅是生物钟异常的症状之一。生物周期节律——我们会在下一章详细解释——被认为控制着我们身体15%的基因。当由于人造光的副作用而让这些基因不能正常工作时，一系列健康问题随之产生。很多研究认为，抑郁、心血管疾病、糖尿病、肥胖，甚至是癌症都同夜晚过度接触光线有关。这一结论部分来自研究者对长期上夜班护士的研究。一项对12万名护士进行的研究发现，上夜班的护士最有可能患上乳腺癌。另一项研究则发现，那些15年来每个月至少上三次夜班的护士患结肠癌的概率要高35%。我们不能将这些增大的患病风险解释为在医院工作的副作用。

在一项极其复杂的研究中，以色列研究者把147个社区夜晚电灯的亮度用卫星图片记录下来。然后，他们将这些图片置于乳腺癌的分布地图上。即使排除人口密度、生活水平和其他影响健康的因素，在患乳腺癌的妇女数量和夜晚接触人造光之间也存在非常明显的相关性。如果一位女性居住的地方午夜之后室外的光亮仍然可以阅读一本书，她患乳腺癌的概率比居住在太阳落山之后保持黑暗的社区的同龄人要高出 73%。研究者认为患病概率增加是褪黑素分泌水平降低的结果，而褪黑素可能会影响身体雌性激素的分泌。

关于人造光对健康产生的有害影响，相关发现会越来越多。研究者现在感兴趣的是光线如何减弱了我们同季节变化的联系。"我们对季节的感受越来越弱。"睡眠研究者威尔曾这么说，"我们正在一个实验之中，该实验将发现人类长期处于夏季日长中会发生什么。"

日光灯的照耀时间越来越长，睡觉时间越来越短，如今是全球经济的主流，迫使那些长期以来喜欢睡午觉的国家向爱迪生所赞同的工作世界转变。虽然睡午觉同西班牙和其他拉丁文化圈的联系更加紧密，但午觉曾在欧洲、非洲和亚洲风靡一时。甚至直到今天，中国大多数国有企业中午仍有两个小时的午餐时间。第一个小时用来吃饭，第二个小时用来午睡。而那里的很多跨国公司管理者则一直抱怨，他们的雇员会在午餐之后趴到桌子上睡 30 分钟左右。

然而，随着经济的发展，西班牙人的午休时间可能会超过中国。在西班牙，睡午觉的习俗曾在 2006 年被弱化了，当时联邦政府将政府雇员惯常的三个小时午休时间减少为一个小时，希望私营企业能够同样效仿。这个主意是想让西班牙人在欧洲其他国家的人于办公室忙碌的时候也待在办公桌前。虽然有些领域仍然会在午休时间关门，但曾经是西班牙文化标志的午睡沦为一种旅游策略。比如 2010 年，马德里的一个购物中心设立了一排蓝色长沙发，举办了全国午睡冠军争夺赛（Siesta National Championship）。任何路过的人都可以免费换上蓝色睡衣，在那里打个盹儿。比赛根据睡眠时间和打鼾响声来打分。这个主意是为了向潜在游客显示：瞧，马德里是个多么放松的城市，任何人都可以马上睡着。但是，由于身处经济危机的泥潭之中，这个策划进行得并不顺利。一位英国游客在当地报纸上大为恼火地写道："我们正在谈论欧元崩溃的可能性，我们正在谈论不断增长的债务，而当世界其他地方都在工作时，这里的人们仍然想要保留午睡的习俗？"

虽然听起来非常合理，但是只工作而忽视睡眠需求却会造成一些特别严重的影响。而对此应该更加了解的医院却是其中最严重的受害者。20 世纪初，来自波士顿哈佛医学院附属布莱根女子医院（Harvard Medical School and Brigham and Women's Hospital）的教授们汇集了近 2 万名正在进行第一年住院医师实习的医生，并让他们填写关于其工作生活的一张简单调查表。作为实习医生，他们的工作跟医生并无差异，很多人要连续值班 30 个小时。毫无疑问，这些医生都是经过训练的职业人士，有能力在压力之下完成工作。

不过一旦他们离开医院回家，事情就不一样了。这项研究发现，那些连续工作超过 24 小时的实习医生发生交通事故的概率是值班时间更短的同事的 5 倍。这些医生的值班时间越长，越可能成为道路上的一个危险因素。那些每个月轮班超过 5 次的实习医生，跟工作时间更短的同事相比，驾驶交通工具时睡着的概率是后者的 2 倍，而在等红灯时睡着的概率则是后者的 3 倍。

那些希望或者需要全天候营业的商家意识到如果它们继续经常性地让雇员超时工作，就会陷入与因昏昏欲睡而导致医疗事故的医生同样的困境之中。而这正是马丁·穆尔–伊迪（Martin Moore-Ede）博士大展身手的领域。他以前是哈佛医学院的教授，现在经营的一家公司在新兴的疲劳管理领域数一数二。《财富》500 强（Fortune 500）中超过半数的企业，以及一支橄榄球超级碗（Super Bowl）冠军队伍，都曾请求穆尔–伊迪的公司——生理周期顾问公司（Circadian Technologies）——为其改善工作环境，使得员工在有睡眠需求和接触人造光的情况下，身体也能处于高能状态。

我们在穆尔-伊迪位于剑桥的办公室里谈话。他鼻子上架着一副眼镜，后退的发际线暗示不再年轻的年龄，他的模样看起来就像个教授。公司扩大，现在在澳大利亚、日本、英国、荷兰和德国都有办公室。他的客户包括埃克森美孚（Exxon-Mobil）、雪佛龙（Chevron）和美国航空公司（American Airline）。许多蓝筹股公司支付他费用——对于具体费用，他只肯点到为止地说"不是太少"——让其培训它们的跨国员工。美国和英国出台了政府管理条例，要求一些特定的经营领域配备相应的疲劳管理措施，该条例自 2010 年生效后，他公司的业务越来越多。澳大利亚、加拿大和欧洲部分地区已经实施了类似条例。

解决雇员睡眠不足的问题不仅仅是给劳累的员工提供一个枕头和躺下休息的地方，当然这么做也不无裨益。疲劳管理跟经营酒店一样，都是那种听起来轻巧但做起来难的工作。由于我们身体生物钟的作用以及大脑对人造光的反应方式，让一个人在一天任何时间都能呼呼大睡是不可能的。最主要的原因是，跟青少年不同，成年人的身体决定了其不会在午后睡觉。瑞典研究者进行的一项研究发现，即使是在理想的睡眠环境中，一个在晚上 11 点入睡会睡 8 个小时的人，如果等到凌晨 3 点再睡，也仅仅会睡 6 个小时。这表明时间点比疲乏发挥的作用更大，甚至提前让一个人耗尽体力也不会改变身体对生物钟的自觉。在某项研究中，被试者一整晚没睡，一直到上午 11 点才去睡，但大多数人只睡了 4 个小时。虽然筋疲力尽，但他们的身体也不会让他们一直沉浸在梦乡之中。

穆尔－伊迪在工作中经常要挑战一些自从爱迪生时代就没有更新过的职场观念。有时，这会让他同经营人员争吵起来，后者不能理解让员工工作时去睡觉是在有效利用时间。"当我建议工程师应该稍微打个盹儿休息一会儿，而不是持续熬夜时，铁路系统几乎把我赶出房间。"他告诉我，语气中带着一丝明显的自豪感。

但他通常都是用数字同商业部门的人交谈，用一种他们能够明白的语言：金钱。他发现一个交通公司的员工和设备每运营 100 万英里，就要付出 32 000 美元的事故损失。这家公司每年运营几百万英里，这可不是一笔微不足道的花费。穆尔－伊迪开发出一种用人模式，限制长时间工作轮班，并且要求员工通过知觉测试，以证明他们工作时不会有睡着的危险。几个月之内，这家公司的损失降到了每 100 万英里 8 000 美元。总体上来说，该公司的投资回报率超过 10%。

认识到睡眠重要性和人类身体限制的工作时间表还能拯救生命。这一点在得克萨斯城的一次爆炸之后显得尤其清晰。这个位于休斯敦边上的城市有一条 4 英里长的狭长地带，是世界上最大的工业区之一。金属炼油塔和巨大的油桶分布在一个长方形地带上，一直延伸到水边。如果你在 2005 年 3 月去那里参观，会看到一个由巨头英国石油公司（BP）拥有和经营的炼油厂，每天可出产石油 46 万桶，它的规模在美国同类炼油厂中位列第三。就在那个月，工厂曾经生产高爆炸性喷气燃料的一个区域中液体开始回流。错误操作发生 3 小时后，其中一个炼油塔的液面比正常水平高出 20 多倍，接着突然发生爆炸，15 个工人当场丧命，还有 170 人受伤。

调查人员在事故现场发现了导致巨大伤亡的很多原因，包括缺乏早期预警系统、糟糕的管理政策、安全条例并未得到持续贯彻。但当穆尔－伊迪翻阅工厂的工作记录时，却发现了另外一些问题：那天当班的工人都疲惫不堪。一些操作人员甚至连续 20 天每天轮班 20 个小时，这让他们的睡眠严重不足，以致他们没能识别出那些酿成灾难的迹象。

得克萨斯城的爆炸事故改变了世界石油公司对待睡眠的方式。"经营者说：'我们得先行一步，否则政府会对这个问题进行监管，我们可不想受那种约束。'"作为该组织科学顾

问的穆尔－伊迪告诉我。2010 年，世界上的一些大石油公司
达成协议，在每个主要工厂都设立疲劳管理系统，减少强制
加班，培训监管者识别即将昏睡的雇员，并且允许雇员承认
自己处于疲劳状态，而不用担心会丢掉工作。穆尔－伊迪预
计，疲劳管理者很快就将成为世界上许多跨国公司人力资源
部门普遍设立的职位。他的预计如果成真，那么这只是爱迪
生的发明导致的一连串后果中最新的一个。

　　但我们已经不可能让身体回归自然的睡眠方式，甚至那
些认为如果恢复古代生活就能解决很多当代健康问题的人也
不赞同照搬第一次睡眠和第二次睡眠模式。某一天，我同科
罗拉多州立大学（Colorado State University）教授罗伦·柯登
（Loren Cordain）博士进行了交谈。柯登博士以“古式饮食”
（paleo-diet）的创立者而被人们广泛熟知，他认为，像农业
社会之前的人类那样饮食可以避免很多问题，比如肥胖、糖
尿病和退行性疾病（degenerative diseases）。该饮食包含肉
类、海产品和鸡蛋，但不包括需要种植的马铃薯或者谷物。
“我们已经不再打猎或者采集食物了。”他跟我说，“我们永
远不能复制那个世界，而且我们也不想那么做。疾病，包括
昆虫叮咬和蛇咬都是一些太可怕的经历。我们生活在现代社
会，条件也是现代的。”

当然，如何在现代社会进行睡眠，不论有没有灯光，都不是件容易的事。在下一章中，一位睡眠研究者说男人不应该同妻子睡在同一张床上，后来他发现自己竟然因此上了晚间新闻。谁能想到声称"同床只是为了过夫妻生活"竟然会让一个睡眠学家红起来呢？

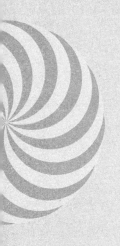

第三章

床笫之间

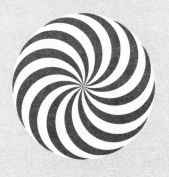

英国科学节（The British Science Festival）对于欧洲科学家来说可谓一件盛事。这个节日从 1831 年创办以来，每年举办一次，只在战争期间被打断过。该节日的历史包括第一次使用"恐龙"这个词语，第一次展示无线通信，以及一场关于达尔文学说的重要辩论。2009 年 9 月的某一周，几千名研究者离开了他们的实验室，出发前往吉尔福德（Guildford），一个在伦敦城外大约 30 英里的小镇，他们来这里是为了展示自己的最新发现，顺带八卦一下教职空缺。这并不是那种大场合——比如奥斯卡颁奖典礼，或者戛纳电影节——在那种场合，小报记者都会蜂拥而来，期盼着某些重大事件发生。但是当尼尔·斯坦利博士（Dr. Neil Stanley）一开口，这个博士们的低调聚会立马转变为一个重大的国际新闻。

　　那一年新闻的引爆点是他的一个科学建议：和你喜欢的人同床共枕有助于性事，在其他方面则无甚裨益。斯坦利博士是萨里大学（University of Surrey）一位很受尊敬的睡眠研究学者，头发花白稀疏，对该领域的研究有 20 多年的经验。他告诉听众，自己跟妻子不在同一张床上睡觉，而如果听众了解其中益处的话，或许也应该考虑一下拥有一张自己的床。而证据就是他跟一位同事合作完成的一项研究，该研究显示，那些同别人睡一张床的人在夜里受到打扰的可能性比那些独自入睡的人高出 55 个百分点。"睡眠是一件非常自私的事情，"他说，"无人可以分享你的睡眠。"

其中一个问题是空间不够。"在一张双人床上，每个人占据的空间不到 9 英尺，比一个小孩子在单人床上的空间还小。"斯坦利抛出这个无可辩驳的比例作为其论点支撑，"而且更糟的是，床上的另外一个人会乱蹬乱踢、打呼噜、起来撒尿，难道这样我们还能睡个好觉？"他并不是反对做爱，他向听众澄清——这里的反对一起睡觉只是字面意思。"我们都熟悉这样的场景，相互拥抱，然后说'我现在要去睡了'，然后移到床的另一侧。那么为什么不直接从床上离开呢？"

斯坦利接着又把话题转到所有这些糟糕睡眠所带来的影响上来，列举了一系列令人难过的后果，从离婚到抑郁，再到心脏病。但是仍有希望，他说。因为睡眠跟饮食和锻炼一样重要，使我们的休息最优化意味着我们可以成为更健康、更聪明的人——一言以蔽之，就是变成那些我们愿意拥抱的人。"一个人因为想要跟你缠绵蹑着脚从走廊走过来，而不是整夜地打鼾、放屁、踢腿，这样不是更好吗？"斯坦利问。

这个建议非常实际，但却无异于一颗炸弹。报纸开始请他写专栏，心理学家和婚姻咨询家在电视上讨论分床睡对于夫妻关系意味着什么。从他演讲引起的反应来看，显然很多人跟斯坦利一样，在夜晚经历了无数小争斗，关于打鼾、毯子、温度控制、灯光，以及其他各种因为每晚同另外一个人同床共枕而导致的妥协。他成了一个名人，因为他敢于说出很多人早就有的想法：一旦睡眠受到威胁，世界上最可爱的人都会变成床上的敌人。

这可一点都不浪漫。即使有这么多弊端，处于相爱中的大多数人也都倾向睡在他或她的伴侣身边，这是睡眠质量研究中出现的一个现象。在斯坦利的同事进行的一项测试中，研究者监测了伴侣几个晚上的睡眠。在一半的测试时间中，这些伴侣被分开，被送到单独的房间中睡觉，然后在余下的时间中被允许返回同一张床睡。他们醒来时，被要求对自己的睡眠质量进行评估，被试者倾向回答自己在伴侣身旁入睡时睡得更好，但是他们的脑电波却显示了不同的结果。从实验中采集到的数据发现，被试者独自在房间中入睡时，不但夜里醒来的可能性更小，而且深度睡眠的时间额外增加了近30分钟。

在这个案例中，心灵似乎同大脑和身体发生了冲突。虽然单独在房间中睡眠质量更好，但是该测试中的被试者始终选择在伴侣身旁入睡。问题是，为什么？难道睡在某个人身边有某种脑电波所不能显示的本能满足感？还是说这仅仅是习惯？

这个问题的答案比它一开始显得更加复杂，部分原因是人们对一段健康关系组成元素的看法一直在变化。这么说也许并不会让你大吃一惊，在一夫一妻制的近代历史中，床是非常重要的组成部分。工业时代之前，床垫和床架常常是很多人一生中最昂贵的一笔花费，而这么做有非常充足的理由。生活中许多重大事件都发生在普普通通的床上：性爱、出生、疾病和死亡。床——不论里面填的是羽毛、稻草，还是木屑——是一个人最初降临到这个世界的地方，也是最后离开这个世界的地方。晚上睡觉时身旁有人是一件理所应当无须质疑的事情。在大多数家庭中，睡眠也遵循其日常等级秩序。父母会睡在最舒服的地方——常常是一个家庭中唯一一张床垫，而孩子则是不论找到什么能躺的地方就打发了。晚上睡觉的例行活动包括把所有人召集起来，检查房间中的老鼠和臭虫，然后吹灭蜡烛。极少人有自己的房间，那时可以不睡在外面而睡在茅草屋里就是小小的奢侈了。能有自己房间的人仅限于贵族阶层，他们经常选择跟婚姻伴侣睡在不同的地方，因为没有多少婚姻一开始是建立在相爱基础上的。

但这一切在维多利亚时期开始变化，此时几百年的习惯被迅速丢弃，进行再造重组，形成了我们今天所认为的现代时期的开端。在英国及其他地方，科学呈现了崭新的专家主义气象，文化则开始重视进步。多亏工业化带来的众多便利，城市开始扩展，新兴的中产阶级出现了，对于城市生活中的污垢，他们有条件重视清洁和卫生。

卫生变得极端重要。虽然科学还未确证细菌会传播疾病，但是电和无线电波展现的强大威力暗示了一个看不见的世界所拥有的力量。结果一些颇有影响力的公共健康人物认为疾病是由所谓糟糕空气造成的，这是一种被称为瘴气（miasma）的理论。爱德温·查德威克（Edwin Chadwick）在伦敦卫生委员会服务期间，负责主持进行了污水系统的清洁工作，并最终以其贡献被授以爵位。直到临死，他都认为霍乱的根源只是臭气。"所有的臭气都是疾病。"他这样写道。

这些理论很快就渗透到家庭卧室中。"家庭，远不是那些在喧扰社会上打拼的人安全宁静的避风港湾，而被看作一个充满实际和潜在危险的地方。"研究这一时期的兰开斯特大学（Lancaster University）教授希拉里·希德（Hilary Hinds）指出。自封为英国健康专家的理查森博士（Dr. Richardson）在他那本影响巨大的畅销书《益言》（Good Words）中就保持卧室清洁这个话题进行了长篇累牍的阐述。他向读者建议，睡在其他人旁边是一个死亡陷阱。"时不时地，一个睡眠者的呼吸会在某种程度上影响另一个睡眠者；这种呼吸沉重、污浊，简直令人不能忍受，当人醒着感官完全打开的时候，只接触很短时间，就会让人感到恶心。"理查森写道，"而入睡时人的感官是闭合的，可能不会意识到这种令人不舒服的气味，但未被察觉丝毫不意味其危害就会减轻。"换种说法，睡眠就是当你卸下防御时，床上伴侣的有害呼吸却发动攻击的一段时间。理查森认为，"从某种程度上来说，两个人同床共枕的习惯一直都是不健康的"。

除了糟糕的空气，还有另外一种恐惧，就是夫妻中的一人会在不知不觉中偷走伴侣无形的电荷。睡在另一个人旁边的健康问题让一个名为 R. B. D. 威尔斯（R. B. D. Wells）的医生产生了兴趣，他的研究领域是颅相学——这是一个很快被淘汰掉的伪科学，认为头颅的大小会决定一个人的智力和个性。威尔斯认为一对夫妻同床共枕而健康不受影响是可能的，但这种例子很少。"两个健康的人，如果年龄相仿，可以睡在一起而不受伤害，但年轻人和年长的人睡在一起就不好。"他写道，"已婚夫妻之间有一种自然的联系，如果一方为阳性体质，一方为阴性体质，磁力会相互传输，双方都会受益。但遗憾的是，这种夫妻兼容的例子并不常见。"磁性不同的夫妻会在夜里睡觉时无意识吸取伴侣的所谓"生命精气"（vital forces），这是一种隐秘的健康威胁，会让被削弱的一方变得"焦躁不安、易怒、吹毛求疵、灰心丧气"。这种持续一生每晚发生的电流冲突是不可逆的。"无论什么样的两个人，都不应该习惯性地睡在一起。其中一方会强盛，另一方则会衰败。"

但对策还是有的——其被理查森博士称为"单人床系统"，或者我们现在所说的对床（twin bed）。这些细长的床垫为单人设计，若你对伴侣的电荷或呼吸心怀疑虑，这种床会给你提供一个安心的距离。夫妻双方都处于一个更加清洁、污染更少的环境中，这会为他或她在达尔文所说的日常生存战斗中提供一臂之力。很多其他专家也开始加入理查森的阵营中来。"像双人床这种东西根本就不应该存在。"他的一个同代人劝导人们说。公众很快被说服了。中产阶级消费者蜂拥而去购买新床和铁床架，因为木头毕竟是一种建筑材料，其卫生状况令人担忧。

理查森博士的解决办法大受人们欢迎，甚至当瘴气理论最终被抛弃后，对床仍继续风靡。如果身体的污浊气息并不是引发疾病的原因，那么对床也就没什么必要了，但还有其他原因使其能够长盛不衰。其中一个原因是它们激起了消费者的某种现代敏锐性和品位。百货公司以中产阶层作为目标消费群体进行广告宣传，将对床直接摆放在时尚温馨的卧室中央。在这段卫生狂热期的尾声，家具店则大肆宣传"将金属的干净卫生优点同木床架的审美趣味结合起来"的新型床垫和床架。

但是对床的讨论从来都不仅仅关于家具。性一直都是其中的考量因素。对于那些已有余裕进行装饰，而非仅仅考虑功能性的人来说，他们的自我很大一部分是由其对性的态度构成的。"正在兴起的中产阶级一个非常明显的特征就是，其对性道德的重视。"长青州立学院（Evergreen State College）的家庭历史教授斯特凡妮·孔茨（Stephanie Coontz）告诉我："他们的阶层身份建立在其道德正直基础上，同'不道德的穷人'和'堕落的贵族'形成鲜明对比。他们对性讳言不提，甚至过分拘谨，这种坚持比工人阶级和富人阶层都要来得强烈。"毕竟，她说，同样是这个阶层，开始将鸡身上的部位称为深色肉或浅色肉，而不再使用鸡胸肉或者鸡腿这样的词语。

鉴于无数的丈夫妻子最终还是屈服于他们基本的生理冲动，睡在对床上便成了一种对此的掩饰。"人们有这样的感觉——实际上我是从祖母给我讲往事时知道这一点的，即使是对你们的孩子来说，你们会一起做爱，都是有些恬不知耻的。"孔茨说。这种正经拘谨一直持续到 20 世纪四五十年代。虽然露西尔·鲍尔（Lucille Ball）和德西·阿纳兹（Desi Arnaz）在荧屏上扮演一对夫妻时实际上已经结婚了，但在每个星期播放的《我爱露西》（*I Love Lucy*）中，观众看到的永远只是两人分别坐在对床上谈话。那时出现已婚夫妇在同一张双人床上入睡场景的唯一一个节目是《摩登原始人》（*The Flintstones*），而其主角是一个聒噪的宠物恐龙。

在电影方面没多少不同。1934 年，各大电影制作公司都自愿遵守一系列条例，这些条例被称为"海斯法典"（Hays Code），是为了向威尔·H. 海斯（Will H. Hays）致敬，他是长老会成员、前邮政总长，就任美国电影协会（Motion Picture Producers and Distributors of America）主席一职。海斯希望电影能发挥恰当的道德影响。在好莱坞的自我审查之下，导演们如果想让自己的电影在全美电影院放映，就得遵循他的条例。这意味着不但杀手逃之夭夭的情节要被舍弃，甚至当一对夫妻同时躺在一张床上时，为了表明他们不会发生有伤风化的事情，至少有一个演员得把一只脚一直搁在地板上。

20世纪60年代末，"海斯法典"被正式废止。但早在那之前，人们对婚姻中性爱的态度已发生了转变。在20世纪初期看起来非常现代的事情到了中期就让人觉得有些落伍了，部分原因是婴儿潮（baby boomers）一代将对床看作他们父辈的产物。人们不但开始认为性爱是婚姻显而易见的组成部分，而且认为如果想要维持健康的婚姻，性爱就是非常重要的一环。深受弗洛伊德学说（Freudian）影响的婚姻咨询家开始担心那些"冷淡"的妻子，杂志和一些指导手册则鼓励女人积极响应丈夫的性需求。分开睡开始被认为是婚姻触礁的迹象，或最终将导致这一后果。如果一对夫妇并不能享受在一起的每一分每一秒——甚至当这些时间同睡眠这种普通的事情发生冲突时——那么肯定有些地方出现问题了。风尚钟摆开始倾向同床共枕，而对很多人来说更好的睡眠也随之被带走了。"我曾对一些女性做过口述访谈，她们曾提到自己真的很希望能有一张单独的床，因为她们的丈夫会打呼噜或者乱踢乱蹬，然而她们却不敢这么要求，担心他'会错误理解'，或者感觉不能适应是自己有问题。"孔茨告诉我。

但是，人们的态度正在再次发生变化。当然，我们不可能知道这种改变程度如何，但是曾经根深蒂固的观念——只有同床共枕，夫妻关系才是正常健康的——正在慢慢弱化，正如在此之前教条一般的对床的观念。由于工作日趋繁忙，夫妻之间的交流更好更开放，抑或很多人的结婚年龄越来越晚，而且想要每晚入睡时按照自己的喜好设定温度，越来越多关系良好的夫妻开始选择分床睡。正如一位年轻的医生所言："说实话，我实在不知道整晚睡在另一个人旁边到底有什么吸引力。仅仅因为我爱一个人并且想与之共度一生并不意味着我就想和他睡在同一张床上。我看不出二者之间有什么联系。"据全美住房建筑商协会（National Association of Home Builders）调查的建筑师和建筑公司预计，到 2016 年，美国将有超过一半的新建房屋拥有分开的主卧。夫妻关系良好但分开睡的实际家庭数目可能要更高，但残留的文化影响让一些夫妇觉得他们必须隐藏这一点。"建筑商知道，建筑师知道，橱柜生产商也知道，但那些夫妻并不愿意宣扬这一点，因为人们马上会认为有什么地方出问题了。"一个室内设计师谈到他为已婚夫妇设计独立卧室时这么说。

　　有意思的是，分床而睡的回归运动在时间上同研究者的一个发现不谋而合：他们发现女性的睡眠质量和婚姻幸福之间存在联系。温迪·特罗克赛尔（Wendy Troxel）是匹兹堡大学的一位精神病学教授，在她的早期研究中，她注意到那些说自己处于高质量婚姻之中的受访者总体上要更加健康。她开始想要知道到底有哪些因素可能导致那些不快乐的婚姻，而不快乐的婚姻会显示更高的心脑血管疾病发生概率以及其他消极后果。很多研究提出了压力、吸烟、家庭收入和体育锻炼等因素，但是在特罗克赛尔看来，这个领域好像忽视了伴侣或夫妻日常生活中最明显的一个方面。"虽然我们知道睡眠是一项非常重要的健康行为，但很大程度上睡眠被忽视了。"她告诉我。虽然超过60%的夫妇跟伴侣一同入睡，但大多数关于婚姻幸福的研究从来没想过睡眠可能是一个因素。

　　特罗克赛尔征集了一些夫妻，在10天之内，他们每晚一起入睡时戴上睡眠监视腕表，并且会对同伴侣的每一次交流进行评估。在描述伴侣之间的交谈时，被试者会有四个积极选项如感到被支持，以及四个消极选项如感觉被忽视。夫妻两人单独上交答案，这样他们就不会感到有修改等级以安慰对方的压力。

　　结果很清楚：当女性前一晚睡得不好时，评估等级是最消极的。不但如此，相对于一天的劳累工作或者其他形式的压力，妻子的睡眠质量更能预示交流是否愉快。"部分原因可能是，一般来说女性对于一段关系的情绪走向影响更大。"特罗克赛尔说，"如果她们晚上睡得不好，可能会更能说，更加滔滔不绝。而丈夫则更可能从妻子的谈话发现她睡得不好的线索。"

　　当睡在伴侣身边时，男人比独自入睡时睡得更好，但那可能是因为他们既可以享受情感上的亲近，又不用忍受对方打呼噜。一个自然的黑色笑话是，跟男人相比，女人更少打呼噜，但同时睡眠也可能更浅。（结果就是在一个个不平静的夜晚，女人比她们的丈夫更容易受到失眠的困扰。）

　　人们越来越认识到睡眠对于健康的重要性，而这也许能带来一个附加影响：塑造更加健康——而且更加幸福——的婚姻。"睡眠的一个重要价值是它是一种有效的治疗途径。"特罗克赛尔告诉我，"我是专注于情感关系的临床心理医生。在很多情况下，我见过的很多病人是那种绝对不会出现在一般心理治疗诊所中的人。坐在某个治疗师办公室的沙发上，这同他们的整个世界观背道而驰。但他们又非常担心自己的睡眠，因此不管是谁都会愿意求助。以睡眠入手，可以解决很多其他被掩盖起来的问题。"比如复原士兵，为了改善睡眠，或许会愿意谈论创伤后应激障碍^①（post-traumatic stress disorder）的一些迹象。这是因为睡眠没有其他那些诸如抑郁和焦虑等精神健康问题所带给人们的不恰当耻辱感，对很多病人来说，睡眠没那么可怕，而且更加实际。如果夫妻两人都意识到两人分床睡仅仅是为了更好的睡眠，而跟变心之类的没有关系，他们就会比较愿意改变生活习惯，晚上分开睡。

既然睡眠研究一直都发现被试者晚上独自睡时睡得更好，为什么还有那么多夫妇甘愿舍弃一生的良好睡眠，仍然睡在同一张床上？为了找到这个问题的答案，我一路追寻，找到了保罗·罗森布拉特（Paul Rosenblatt），他是明尼苏达大学（University of Minnesota）家庭社会科学部的教授，是研究美国夫妻睡眠类型为数不多的社会学家之一。在一次他称为惨痛的经历之后，他开始研究这个问题。很多年以前，他在做一个研究项目，记录乡村农民的生活。其中一个家庭邀请他去过周末，并且建议他带着自己 12 岁的儿子一起来。

---

① 创伤后应激障碍（PTSD）是指个体经历、目睹或遭遇到一个或多个涉及自身或他人的实际死亡，或受到死亡的威胁，或严重的受伤，或躯体完整性受到威胁后，导致的个体延迟出现和持续存在的精神障碍。

罗森布拉特爽快地接受了，认为这将是一次加强父子联系的好机会。但当他们到达那个家庭时，发现两人只能同睡在一张双人床上。这是他第一次跟他儿子睡在一张床上。"真是糟透了。"罗森布拉特告诉我，"他对床上还有另外一个人的身体毫无概念，也丝毫不知道应该竖着睡。到了半夜，我悬在床边上，好像那是我生命的全部依靠。"

在那次折磨之后他感到困惑不已，开始寻找在他看来再明显不过的一个方面的问题——同床共枕——的研究。但在他找到的3万多个关于人类睡眠、夫妻和婚姻的研究中，只有9个提出分床睡。这些研究似乎忽略了经营和维持一段关系的一个重要环节。"人们从同床共枕中学习。"他告诉我，"第一次做爱，结束童贞所带来的震动是一件大事。但你第一次跟别人同床共枕也是一件大事。夫妻或许深爱对方，并且在性方面相互吸引。但如果两个人以前都没跟别人睡在一张床上，他们在相处过程中有很多东西需要学习。怎么伸展身体，怎么处理尖利的脚指甲，如果对方把毯子拽过去太多怎么办。"

他决定找出伴侣倾向睡在一张床上的原因，以及这种做法对他们的关系有什么样的影响。他征集了住在明尼阿波利斯和周边地区的一些伴侣，被试者尽可能涵盖所有的恋爱范围。其中一些是年龄比较大的已婚夫妇，一些是同居的年轻人，还有一些人则是拥有长期关系的同性伴侣。罗森布拉特对每一对伴侣都进行了好几个小时的采访，询问他们为什么愿意花费精力学习如何愉快地同床共枕，而分开睡明显要更加容易。

答案非常一致。一对对伴侣告诉罗森布拉特，睡在同一张床上常常是他们能够独自相处的唯一机会。人们在生活中要扮演各种各样的角色，父母、员工或朋友，同床共枕就像生活的后台，远离日常责任和评判。在深爱的人身边躺下入睡会让他们更容易面对第二天和之后的生活。

这并不是说从独自入睡到同床共枕的转变很容易。在其中一个访问中，罗森布拉特对他的被试者，一个二十多岁的男人，随意说了一句"听起来好像一段时间后你莫名其妙地很少挥动胳膊肘了"。"不是'莫名其妙'。"那个男人回答，"没有什么'莫名其妙'。是她告诉我，'那样很疼！'或者'不要那么做！'或者'看好不要往这里挥胳膊肘！'"很多伴侣告诉罗森布拉特，他们一开始睡在同一张床上是因为觉得每个人都这么做。但是，随着时间慢慢流逝，他们感觉受到的束缚减少了，会给予自己适应的自由。比如在另一个采访中，一对伴侣透露说，当他们意识到不必每天晚上拥抱入睡时，这真是彼此关系中最具有解放意义的时刻。他们现在不必酸痛着胳膊醒来，心里非常清楚各自躺到床的一侧入睡只不过是为了身体上的舒适。

　　其他受访者则指出这么一个事实，虽然有各种各样的缺点，但是有另外一个人睡在身边让他们感觉更加安全，对于女性来说尤其如此。一些女性受访者承认，另一半不在家时自己会去姐妹家跟她们一起睡，因为不想独自睡在房间里。对于老年夫妻来说，安全同样也是一个重要考虑。一个男人告诉罗森布拉特他有一次半夜时突发糖尿病，他妻子醒了过来，发现了发病症状，赶紧打电话叫了救护车。"这个男人再也不愿自己一个人睡了，不论他妻子想要把房间温度调得多高，还是想亮着灯睡。"罗森布拉特说。对于这些伴侣来说，这些同床共枕的妥协远远比不上拥有精神支持的感觉重要，而只有亲密的距离才能产生这种感觉。

　　但仍有一个问题困扰着我。那个英国睡眠学家斯坦利曾宣称同床共枕只有一个好处。我问罗森布拉特怎么看，因为曾有人争论道，和伴侣睡在一张床上除了对性爱有好处，在其他方面毫无裨益。他哈哈大笑起来。如果真有人按照这种说法去做，罗森布拉特说，就会意识到实际上单独入睡的男人比那些跟伴侣同床共枕的男人做爱的机会要少得多。一方到另一个房间睡觉对夫妻性生活的影响非常明显，他研究中的那些男性受访者对此深有体会。

"分开睡后，其中一些男人对丢失的做爱机会真的很伤心。"他告诉我，"而没有女人说到这一点。"他补充说。

终于找到了同床共枕的秘密。

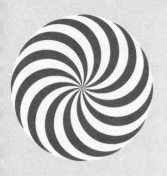

第四章

加上宝宝，
三人共枕

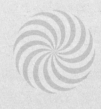

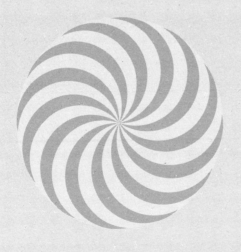

阿比盖尔（Abigail）的房间完全符合一个两岁小女孩的口味，碰巧，她就是这么一个两岁的小女孩。淡紫色的墙上，迪士尼公主对她微笑着，角落里是一个白色的小书柜，上面放着一盏郁金香形状的台灯。如果你问阿比盖尔她最喜欢的鞋子是哪一双——她希望你这么问——她会打开自己的橱柜，把一篮玩具和娃娃移到一边，露出她的一双双鞋子来。

在阿比盖尔的房间中央有一副白色的床架，放着一个小床垫，上面盖着带有雏菊图案的被子。这可能是在这个干净的小卧室里她唯一不加理会的东西了。为什么要去理会呢？阿比盖尔从来没单独在一张床上睡过，更不用说这张她父母几个月前买给她的床了。对她来说，睡觉的日常程序意味着换上睡衣，刷牙，一边听着父母唱一支摇篮曲，一边被抱到他们房间一张特大号床上。20分钟或者2个小时之后，他们也会过来躺下。自从她出生后，这就是他们家里每天晚上的例行惯例。

阿比盖尔的父母是大城市的白领，他们一开始并没打算让女儿这么睡。她出生之前，他们买了一张樱桃木的婴儿床，花了一下午安装好，放到她以后的那个房间里。然后又买了一个白色摇篮，准备在她头几个月的时候使用，这能让夜间哺乳容易一些，而且也能让他们安下心来，因为只要她离开视线 15 分钟就好像过去了好久。很快他们就把新生宝宝带回家了，当天晚上照计划的那样，他们把她放到了摇篮里。但奇怪的事情发生了，他们躺倒在床上，盯着天花板，努力入睡。阿比盖尔就躺在并不大的卧室角落，但感觉距离却那么远。父亲紧张地听着她的每次呼吸，母亲在想摇篮够不够安稳。当阿比盖尔醒来哇哇大哭的时候，父母两人同时从床上跳了下来。母亲把她抱在怀里，父亲则把摇篮拽到床旁边，他们和小宝宝之间那几米的距离消失了，而且不知为什么关上灯后，那段距离感觉要更远。最后，当阿比盖尔躺到他们的床上时，他们也渐渐睡着了。

一开始，他们将这种感觉归结为第一个晚上的神经过敏。但是到了第二天晚上，当他们的女儿在房间角落里呼呼大睡时，他们仍然感觉茫然若失。阿比盖尔的父亲再一次把她的摇篮移到妻子那侧的床边。连续三个晚上的情形都是如此，于是阿比盖尔的父母买了一个三面围栏的婴儿床，第四面只有一个小小的软垫扶手。阿比盖尔的新住处就同父母的床永远连在了一起，这样他们三个人能在同一张床上好好入睡了。她一直睡在这个侧床上，直到她渐渐长大，侧床再也装不下了。那时她就开始睡到床上，夹在父亲和母亲中间。

她的父母知道自己正在违反医生定下的准则，后者强烈反对孩子跟父母一起入睡。不但如此，他们还招致了自己父母的批评。阿比盖尔两对祖父母都认为只有粗心大意的父母才会让婴儿跟自己睡在同一张床上。但是阿比盖尔的父母却很享受这样的时刻，觉得这是在跟孩子建立亲密联系。他们又买了一张尺寸适合小孩子的床，知道这很快就会派上用场。与此同时，他们一直让自己的父母以为阿比盖尔每晚都睡在她自己的房间里。

阿比盖尔只是无数小男孩、小女孩中的一个，在上一代人中，这种睡眠模式远非主流。1993 年发表的一份研究中，大约有十五分之一的父母承认跟自己的孩子睡在一张床上。到 2007 年，这一数字增长到三分之一。实际的数目可能会更多，父母跟孩子一起睡的定义很模糊，对于一些人来说这意味着跟孩子睡在同一张床上，对其他人来说则意味着睡在同一个房间。像阿比盖尔的父母那样，那些跟孩子睡在一张床上的父母往往对此缄口不言，因为担心会被家里人嘲笑、被朋友质疑、被医生批评。

父母与孩子一同入睡越来越受欢迎，这开始让很多公共健康官员感到担忧。当然不是所有情况都如此，但一个成年人的身体会给睡在同一张床上的婴儿带来危险，尤其当成年人的体内含有过多的酒精。公共健康官员援引了一份在圣克拉拉（Santa Clara）进行的研究，该地是加利福尼亚生活水平较为优异的一个地区，硅谷（Silicon Valley）大部分位于此地。这份研究发现，由于与成年人睡在同一张床上，五年之内有 27 个婴儿死亡，其中超过一半的事故是由于成年人翻身压到婴儿身上，其他事故则是由窒息造成。美国儿科学会（American Academy of Pediatrics）在 20 世纪 90 年代初曾经不建议父母和孩子一起睡，指出这么做会让婴儿有被床单被子或者成年人衣服卷裹住的危险。

虽然有这么多官方警告，但在这么短的时间内，为什么孩子的睡眠模式发生了如此大的转变？答案并不复杂，或许是由于父母为了解决小孩子棘手的睡眠问题，什么方法都愿意试一试。每一个新生宝宝父母都会告诉你，这个任务远没表面上那么容易。睡眠是父母要解决的第一个问题，但同时也是最难的一个。有研究发现，父母向医生寻求的睡眠建议远远多于其他健康或行为问题。

这种混乱部分原因来自生理因素。婴儿一开始并不能分辨白天和夜晚。告诉身体什么时候醒来并保持意识以及什么时候睡觉的内部生物钟是逐渐出现的，这意味着一个在凌晨2点想要吃奶或玩耍的婴儿并不知道这不合常规，这也解释了为什么一个在某天晚上7点感到累了的婴儿第二天晚上不一定同样如此。在出生后的最初几周，婴儿一般每天会睡十六七个小时，但是每次最多不会超过五个小时。同几个月的小孩子不同，新生儿对其周围的环境并不敏感。如果大脑需要睡眠，饥饿、吵闹的声音和灯光根本不会影响他们入睡。这种睡眠需求来得经常而强烈：婴儿睡着时接近一半时间都处于快速眼动睡眠，此时大脑活动水平同醒着时一样活跃。

这种睡眠模式——在24小时时间表之外交替处于睡眠和苏醒状态——被称为多相睡眠（polyphasic sleep）。在一天之内一个完整的时间段内睡觉被称为单相睡眠（monophasic sleep）。一个多相睡眠的小家伙降临到单相睡眠的父母家中，事情可不会太妙。夜里喂奶的时间可能在凌晨1点，然后第二天就变成凌晨3点，除了婴儿反复无常的哭喊以外，没有任何规律或时间表可循。父母必须得忍受推迟到来的生物钟所带来的这些后果，大多数婴儿直到 4 个月左右的时候，才开始在夜里连续睡 8 到 9 个小时。

但是到孩子开始蹒跚学步时，父母仍不能完全摆脱这个问题。随着孩子逐渐长大，每天晚上睡觉的总时间也在慢慢减少，其对睡眠的抗拒也慢慢开始形成。拒绝入睡变成每晚睡觉日程中新的组成部分。很快父母会听到孩子无休止的请求，再喝一杯水，再听一段故事，再听一首歌。这些夜晚的斗争每晚都会发生，虽然睡眠——不论是晚上的大段睡眠还是小憩形式的短睡眠——是让孩子快乐的最重要因素之一。在一项研究中，研究者设定了两组 3 岁的小孩子。第一个小组的孩子有严格的小睡时间表，不论是否愿意，在规定的时间内他们必须待在床上睡觉。第二组的孩子则什么时候想睡了就什么时候去睡，当然他们主动想睡的情形很少。

两个小组的所有孩子每晚总共会睡 10 个半小时，不论白天有没有小睡。但是专门规定小睡时间的孩子睡得更多，跟那些小睡时间不规律的孩子相比，在 24 小时内平均多出 2 个小时的睡眠时间。这些额外睡眠的结果是获得更好的亲子交流。研究者指出，小睡组的孩子"更容易相处，更善于交际，要求也更少"。由于集中注意力的时间更久，性格更加平稳，他们能够进行学习，并且适应不断变化的环境。而与此同时，那些睡得没这么多的孩子，则极度活跃，难以取悦，这是深度快速眼动睡眠时间缺失的结果，这种睡眠可以让入睡者对周围的世界更好地做出回应。

没人对小孩子需要大量睡眠这一点提出疑问，困难的是怎么让他们入睡。这些困难催生了大量专注于睡眠的育儿书，撰写这些书的专家各个都宣称自己是最权威的。理查德·费伯（Richard Ferber）博士，是波士顿儿童医院的一位儿科医生，他 1985 年撰写的一本书堪称这个领域的里程碑。在那之前，父母期待宝宝降生时购买或者当作礼物收到的通行育儿指南中很少会提到睡眠。

费伯对睡眠开始感兴趣是在 20 世纪 70 年代，在他自己的孩子出生后不久。每天晚上他都要抱着儿子又摇又晃哄他入睡，但一旦把他放到自己的床上，他立马就醒了。费伯开始思考为什么让小孩子独自入睡会这么困难。他慢慢开始觉得或许仅仅是因为婴儿不知道怎么自己去做。渐渐地，费伯开始不让他的孩子在家庭共用床上睡觉，孩子大哭大喊，但是他或者妻子会逐渐延长这个过程，然后再进去察看。费伯希望儿子能不再把入睡同被摇晃或者被抱着联系起来，并逐渐明白并不是他每次哭喊，父母都会过来，相反，他会慢慢学着让自己平静下来。"婴儿对睡眠没有概念，"费伯后来告诉一个采访者，"所以我们得找到一个方法来帮助他们。用一种简单温柔的方法告诉他们需要睡眠，而且这一点需要自己做到。其实对婴儿来说这并没有那么难。他们喜欢学习。"

这种理论，就是后来被称为"睡眠训练"（sleep-training）或者"尽情哭"（cry it out）的方法，受到人们广泛欢迎，以至"费伯"演化为一个动词。新父母会问他们的朋友是否也在"费伯"自己的孩子，又是否有效。这种训练方法本身非常简单。父母把婴儿放到自己的床上，回去安慰他或她之前间隔越来越长的时间。费伯建议父母在进行训练过程中听到宝宝的哭泣和踢打时一定要把持住。随着时间慢慢过去，宝宝逐渐就不需要帮助了。在这本书的第一版中费伯指出，同小孩子睡在一张床上很有可能会阻碍轻松入眠的培养过程。"如果你的宝宝生病了或者因为某些原因感到非常不安，让他跟你在一张床上睡一两晚并无不妥，但在大多数情况下，这么做并不好。"他写道。他还警告父母同床睡会让孩子独立意识发育迟缓。"如果你发现自己喜欢跟宝宝睡在一起，"费伯写道，"那你要小心考虑一下你自己的感情了。"

睡眠训练吸引力的很大部分在于其可以让父母睡觉。费伯在波士顿行医时，不知多少次听到父母向他倾诉跟小孩子一起睡时，自己每次睡着的时间从来不会超过两个小时。他们说自己成天处于一种半睡半醒状态，每次婴儿一哭立刻就醒了，对家庭和工作都感到疲于应付。这种长期睡眠不足的状态对母亲有巨大的影响。密歇根大学的一个研究小组对2万名在职父母进行的调查发现，女性中断睡眠去照顾孩子的比例是男性的2.5倍。一个妈妈一旦醒过来，重新入睡需要44分钟。而如果是爸爸醒来去照顾哭泣的婴儿，他们一般能在半个小时内重新入睡。需要男性保持苏醒的时间很短暂，这种情况也不多。几乎有三分之一的母亲说她们每天晚上都要起来去照顾婴儿，而只有十分之一的男人会这么做。"很明显，抚育孩子的任务一开始有所倾斜是因为母乳喂养。"其中一个主要研究人员说。但是"这种责任再未重新进行协商分配"，她补充道。

糟糕睡眠的影响很快会在母亲的职场生活中显现出来。一些人对工作感到力不从心，这让她们感到担忧，因为30岁左右正是大多数职业人士工资增长幅度最大的时候——同时也是很多女性需要赶回家照顾年幼孩子的时候。深夜孩子哇哇哭泣的副作用并不限于昏昏欲睡的妈妈在工作岗位上拼命抵抗睡意。一项研究发现，孩子的睡眠质量常常预示着母亲的情绪、压力水平和疲劳程度。这是一个非常简单的对等关系：孩子睡得越多，母亲就会越健康。

如果费伯的方法实践起来同在理论中一样简单，那么或许它的轻松入眠承诺会极大改变职业父母们的生活。但是它一点都不简单。费伯法开始的几个晚上是非常折磨人的，你要一直忍受宝宝那令人焦心的大哭大喊，而那似乎已经超过了安全和健康的程度。这些困难将很多父母引向了威廉·西尔斯（William Sears）医生，他是加利福尼亚大学欧文分校医学院（University of California, Irvine, School of Medicine）的儿科教授，他对儿童睡眠所采取的方法几乎完全与费伯相反。作为8个孩子的父亲，西尔斯已经是亲密育儿法（attachment parenting）的代表人物。他认为，跟婴儿睡在一张床上不但可以让父母同孩子建立更加牢固的联系，还能让父母更好地回应婴儿的需求。很多父母采用西尔斯的方法是因为担心让婴儿哭太长时间会引起一系列影响深远的健康问题。《育儿杂志》（*Mothering magazine*）上刊登的一篇文章更加深入地探讨了这种想法。"但是毫无疑问，对婴儿的哭喊一直不进行回应——即使每次只有5分钟——会对婴儿的精神健康造成潜在伤害。"该文章警告说，"如果任由婴儿哭泣而放任不管，那么婴儿会难以形成基本的信任感和存在感，将有可能在其以后的生活中发展成为无力感、低自尊和长期焦虑。"巴黎圣母大学（Notre Dame）的人类学教授詹姆斯·J.

麦克纳（James J. McKenna）曾认为同孩子睡在一张床上的父母实行母乳喂养的可能性更大。婴儿们难免会时不时地醒来，但如果父母就在身边，他们可能会更快睡着。良好的睡眠能让他们的大脑有更多精力进行智力和身体发育。

从很多方面来说，亲子同睡其实是回归了以前的睡眠方式，在美国，几代以前很多人都这么做，而直到现在这种现象在非裔美国人和亚裔美国人群体中仍很常见。一直到20世纪初，几乎每个宝宝都被放在他们父母或者家庭保姆房间的摇篮里。稍微长大一些，年幼的孩子就会跟同性别的兄弟姐妹睡在一张床上。但正如彼得·斯特恩斯（Peter Stearns）发表在《社会史杂志》（*Journal of Social History*）上的一篇文章中所指出的，在所有历史时期中，1900年到1925年是儿童睡眠变化最为明显的一段时期。这一时期，收音机和真空吸尘器这类嘈杂的新发明开始进入千家万户，因此父母晚上会把孩子放到一个更加安静的地方，而成人生活仍然继续。与此同时，很多女性杂志刊登的一些专家文章声称，传统的睡眠习惯是危险且不卫生的。更糟糕的是，亲子同床开始引起某种阶层焦虑。尤其中产阶级的父母，开始担心婴儿的睡眠安排会反映自己家庭的经济状况。很多父母认为搬出城市进入郊区意味着他们必须得给自己的孩子提供独立房间，即使他们的孩子还只是一个婴儿。我曾同一位睡眠学家交谈，他说一些中产阶级父母仍然坚决反对亲子同床，因为他们将这看作是经济等级滑落的表现，如果一个婴儿没有自己的独立房间的话更是如此。"现在很多父母会跟我说，'哦，天哪，如果我的孩子和我们睡在同一个房间那可太糟了'。"她告诉我，"问题不是'我应该怎么处理？'而是变成了'我是不是应该搬家？'"

近年来，充满争议的儿童睡眠领域除了儿科专家和人类学家，睡眠科学家也开始涉足。他们的发现可能会让你大吃一惊。约迪·明德尔（Jodi Mindell）是费城儿童医院（Children's Hospital of Philadelphia）睡眠中心的主任，该机构是美国第一所儿科医院，也是世界上最好的儿童医院。在那里，她每周要诊治大约50个病人，症状各种各样，从嗜睡（narcolepsy）到哭闹不休（extreme fussiness），无所不有。有一天明德尔突然意识到她无法回答一个看起来非常简单的问题：世界上的婴儿都是怎么睡觉的？旧金山和东京的父母是不是在每天的同一时间或者用同一种方法让他们的孩子睡觉？对此她只能猜测。

同特拉维夫大学（Tel Aviv University）的阿维·萨德（Avi Sadeh）博士一起，明德尔调查了近3万名婴儿和幼童的父母，调查对象涵盖多个国家和地区：澳大利亚、加拿大、中国、印度、印度尼西亚、韩国、日本、马来西亚、新西兰、菲律宾、新加坡、泰国、英国、美国和越南。这是对全球婴儿睡眠类型进行的第一个也是最广泛的调查。该研究中所有调查对象的生活水平基本上相当于美国的中产阶级。每个家庭都有电灯、电视、冰箱、自来水和其他生活设施。明德尔向每个家庭列出了一些基本的问题，对于父母来说都是一些非常容易回答的问题：你的孩子在什么时间睡觉？你的孩子单独入睡还是同你一起睡？你的孩子有没有睡眠问题？

答案远远超出人们的意料。不同国家和地区的家庭所做的事情也不相同。比如说在新西兰，3 岁以下孩子的平均睡觉时间是晚上 7 点 30 分。而在中国香港，睡觉时间则是晚上 10 点 30 分。不仅仅是睡觉时间不同，几乎组成一个孩子睡觉习惯的所有事情都取决于其所在的地理位置，在睡眠上文化战胜了生理。在澳大利亚，有 15% 的父母说他们经常同孩子共眠，而在近 6 000 英里外的越南，接近 95% 的家庭这么做。在日本，小孩每晚平均会睡 11 个半小时，而新西兰的婴儿平均睡 13 个小时。最令人吃惊的是，在大多数父母孩子会同睡的中国，75% 的父母说自己的孩子有睡眠问题。

对儿童睡眠进行的全球性调查本来有望给睡眠训练和亲子共眠的争论提供一个答案，但现在这种希望落空了。差异比研究者想象的更大。"我本来以为在入睡时间上可能会有10分钟到15分钟的差别，"明德尔告诉我，"但是我们却吃惊地发现，世界上婴儿的睡眠竟然有如此巨大的差异。"她不但没找到答案，反倒产生了更多的问题。"我们不知道为什么在睡眠上有这么多的差异，而这些差异又会产生什么样的影响。"明德尔继续说，"或许有人会说韩国的婴儿睡得少是因为他们睡得太晚，但也可能是某种真实存在的生理差异使得韩国婴儿只需要较少的睡眠。这是一个截然不同的问题，关于这方面也有大量理论。把这个问题弄清楚是一项非常浩大的工程。"

睡眠和相对应的文化影响一直相安无事，但当蹒跚学步的幼童第一次品尝到全球化的滋味时，情形就没那么简单了。为了说明这一点，明德尔讲了一个母亲的故事。这个母亲自己在英国长大，在美国读的大学，最后搬到中国香港工作。对于孩子的睡眠，所有这些地点基本上都遵循相同的西式方法，也就是在很早的时候就让孩子单独住在自己的房间。搬到新城市之后，这位母亲雇了一个保姆在她上班的时候照顾三个孩子。这个保姆来自中国内地农村，按照自己家乡的方法照顾三个孩子。睡觉时孩子并不是被放到育婴室昂贵的婴儿床上或者他们自己的床上，而是被保姆抱在怀里或者睡在自己身旁。在工作日，这种大人孩子一起入睡的方法效果很好。但当这位母亲在周末独自照顾孩子的时候，她把婴儿床重新派上了用场。结果真是噩梦一般。不论这位母亲怎么做都不能让她的孩子停止哭泣。她让保姆把孩子放到婴儿床或者他们自己的床上睡觉，但是保姆拒绝了。她分辩说，毕竟孩子们更喜欢她的方式。

第一眼看去，这个故事好像是想说明共眠在这个家庭中效果更好，但是明德尔说这并不是问题所在。故事中的孩子们被夹在东西方之间，今天睡在其他人身旁，明天又自己睡。真正的问题不是睡眠训练和共眠哪个更好，她说，而是一致性。"如果孩子们知道接下来会发生什么，那么会在整个睡眠过程中更加放松。"明德尔告诉我。在中国香港这位母亲的例子中，只要保持规律，不论哪种方法都会奏效。

在儿童睡眠问题上，相对于父母针对共眠做出的选择，形成日常习惯更有利于孩子的睡眠。始终如一地遵循相同的流程不会让入睡时间变得那么硝烟弥漫。在一项持续三周的研究中，明德尔调查了晚间流程对400名母亲和她们孩子的影响，这些孩子从新生婴儿到学步幼童都有。第一周，所有参与研究的母亲被告知可以按照她们通常的方式让婴儿睡觉。在那之后，一半的母亲收到一个特定计划指导。每个母亲都要选择一个时间点，每天晚上在这个时间将她的孩子放到婴儿床或者家庭床上睡觉。在入睡之前的30分钟，她要给孩子洗个澡，轻轻按摩或者涂上润肤乳。然后，母亲会做一些安慰性活动，像搂抱、摇晃或者唱支摇篮曲。洗完澡的30分钟内，孩子要被放到他或她通常入睡的地点，关上灯。在两周之内，每个母亲都要遵循这些指示，然后报告变化。以任何标准来看，流程都会让孩子晚上的入睡更加平静。孩子睡得更快，夜里醒来的次数减少，而且睡得更长。第二天早晨他们醒来时，情绪似乎也更好。父母的睡眠质量也得到了改善，每个母亲都感觉能更好地迎接第二天的挑战。

明德尔的研究表明，"睡眠训练"和"尽情哭"两种方法都有对的地方——也都有错误的地方。如果对于睡眠质量来说最重要的因素是一致性，那么像阿比盖尔那样的一个两岁孩子跟父母睡在一起实际上也没多大问题。有迹象显示，当涉及儿童睡眠问题时，其他研究人员也不再那么坚守自己的教条了。睡眠训练方面的专家费伯在其畅销书的最近一次更新中修改了自己的观点。他现在认为父母同孩子睡在一起是一个安全而有效的选择，只要他们遵循一些基本的指导原则，防止成年人不小心伤害到婴儿。

　　而最终，每个孩子都会长大，机会来临的时候他们几乎都会选择睡到自己床上。不需任何外界鼓励，阿比盖尔已经开始把她房间的那张床称为她的"大女孩床"。她的父母觉得用不了多久她就会睡到自己的床上，这样他们的床也能稍微宽敞一些了。但是抚慰孩子以帮其克服对睡眠的矛盾感只是父母生活的一部分。随着大脑逐渐发育，阿比盖尔将很快经历睡眠真正奇特的一面，她就要做她人生中的第一个梦了。

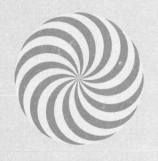

第五章

你将
做什么梦

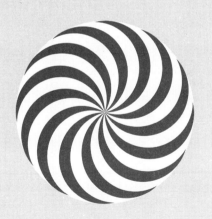

艾丽斯（Alice）昨晚梦见自己和死去的父亲一起吃面条，但父亲不喜欢吃，这让她感到很不安。诉说这一切时，她正在曼哈顿一个狭小的房间里，坐在一把金属折叠椅上。房间外面的街上挤满了游客，都赶着去看洛克菲勒广场上的圣诞树。房间里面，我们四个人围坐成一个半圆，面前的宝蓝色花盆里插着一束塑料花。我们每个星期天下午都会来到二楼的这个咨询中心，在这里度过两个小时，讨论各自的梦境。艾丽斯第一个开始。她咳嗽了几声，然后告诉我们她那死去20多年的父亲上个星期在她梦里出现了好几次，四处走动，批评她的厨艺。

"那让你感觉如何？"坐在我旁边的女人问。她是这个小组的领导者。

"糟透了。我那么精心地准备一切。"艾丽斯回答说。

"你认为这个梦想说明什么？"小组领导者问。

"我觉得这个梦是想告诉我，我没有达到自己的生活期望。"艾丽斯回答。

艾丽斯开始讲述梦的细节，小组成员不时鼓励地点点头。随着时间一分一秒流逝，我变得越来越紧张，不断在大脑中排练着将要讲述的内容，就像一个即将进行表演的演员。我准备了两个最近能记起来的梦。第一个梦的情节像一部反高潮抢劫电影。梦中，我同高中时代的三个朋友一起抢劫了银行，接着就来到佛罗里达机场，一边等待乘飞机逃跑，一边坐在那里吃椒盐脆饼干。我决定讲述第二个梦，因为这个梦比另一个梦要更刺激一些，在这个梦中我买了一只白绿相间的可卡犬，并给它起名"小精灵"。

让我害怕的不是向一群陌生人复述自己的梦境，而是这些善良的人似乎确信梦中有隐藏含义，而我却不那么肯定。大脑会在深夜向自身发送加密信息，而这些信息可以揭示深层的秘密，这种观点在我看来就像一出蹩脚肥皂剧的桥段。我的想法是，梦基本上都是随机偶然的。虽然不能确定我的看法是不是最终正确，但研究结果似乎支持我的观点。例如，通过向实验对象的血液注射一种能让血液流动可视的溶液，研究者发现在快速眼动睡眠阶段，大脑的长期记忆和情感记忆区域更加活跃，而大多数睡梦都发生在这个阶段。这可能正是梦境看起来没有叙述连贯性，充满了各种过往片段的原因之一。

但今天聚集在这里的梦境小组成员恐怕不会同意这种看法。他们来这里讨论自己的梦境，正是因为确信梦中经历有某种固有重要性，甚至能够改变生活。在他们看来，通过大脑的结构来理解梦境，是抓住梦境如何产生这种细枝末节不放，会错过某种更为重要的意义，就像仅仅通过绘画的 pH 值来衡量《蒙娜丽莎》（ Mona Lisa ）的价值一样。艾丽斯关心的不是大脑的哪个区域使她能同父亲再次交流，而是自己在梦中所经历的情感，它们那么强烈，几天之后她仍然记忆犹新。显然，这些情感使得梦境对她意义非凡。

梦的内容能否深入揭示我们自身，对于探究大脑如何工作的研究者来说是个两难问题。一方面，做梦是种吸引人的生物学现象，就我们目前所知，几乎每个人和大多数哺乳动物都会做梦。（科学家曾尝试问一个明白手语的大猩猩昨晚有没有做梦，大猩猩却试图把研究者的裤子抓下来，研究只好仓促结束。）而对于人类，在夜里快速眼动睡眠阶段，每 90 分钟左右身体就会变得麻痹，此时大脑则开始加班工作，性系统变得活跃。在做梦的这段时间，男人的阴茎会勃起，女人的阴道血流量会增加。大脑会创造出各种各样的图像和故事，它们是如此真实，身体的反应好像梦境中的事件正在真真切切地发生，每个从噩梦中醒来大汗淋漓、气喘吁吁的人都会熟悉这种感受。梦的产生并不受一个人身体状况的限制。例如，孩童时期后丧失视力的人会继续梦见画面，从出生起就失聪的人则会梦见声音。但所有那些在梦中感觉如此真实的迷幻世界，在醒来后几乎马上就消失了，因此很多人认为自己什么梦都没做，其他人则像我那样，只记得一些稍纵即逝的片段和碎片，而这让梦境显得更加扑朔迷离。（一个白绿相间的小狗？）所有哺乳动物的做梦方式似乎都相同，这一点似乎说明这个睡眠阶段包含某些至关重要的方面。

而此时，矛盾出现了。对于专业研究者来说，宣布自己正在研究梦境，就好像宣称自己决心发现迷失的亚特兰蒂斯大陆，或揭露被美国联邦储备局（Federal Reserve）掩盖的不明飞行物（UFO）阴谋一样。"如果你想谋得教职或在科学领域有所成就，恐怕你不会想研究梦境。"帕特里克·麦克纳马拉（Patrick McNamara）博士故意轻描淡写地说。麦克纳马拉是波士顿大学医学院进化神经行为实验室（Boston University School of Medicine's Evolutionary Neurobehavior Laboratory）的带头人，他的研究方向是大脑在各种不同情境中的反应。作为研究的一部分，他曾对睡梦、噩梦以及冥想和宗教体验过程中的大脑活动进行了研究。即使身为教授，实验室亦赫赫有名，麦克纳马拉还是能感觉到其他神经病学家的不屑一顾。"研究睡梦仍被认为有些过于猎奇，并不特别受人尊重。"他说。

且不论现在其名声如何，睡梦研究确是睡眠科学的基础之一。最初，正是睡梦吸引许多早期研究者进入这一领域，试图发现这种夜晚经历的发生原理和意义，而这种经历从人类产生文字初就一直吸引迷惑着我们。大多数文化，以及几乎所有主要宗教，都曾经将梦境视为某种预兆。古希腊人认为梦境是上帝让人类产生的幻觉。而《圣经》（Bible）中出现的梦境更是不计其数，在《创世记》（Genesis）中，上帝在雅各（Jacob）的梦中同他讲话，并描述了以色列人的未来。后来，雅各的儿子约瑟（Joseph）破解了法老的梦，而埃及的所有术士都未能解出，这一功绩使他后来受到了重用。在《新约全书》（New Testament）中，另一个约瑟做了一个梦，在梦中天使降临，并告知他的处女妻子将会怀上上帝的儿子，让他不要害怕。

在现代初期，科学认为睡梦本质上毫无意义，但睡梦能够揭示个体心中隐秘事物的观点改变了这一看法。1900 年，西格蒙德·弗洛伊德（Sigmund Freud）43 岁，是一名羊毛商人的儿子，在维也纳开了一家小诊所，这一年他出版了一本书，而这本书在近半个世纪的时间里都被奉为睡梦理论的圭臬。在《梦的解析》（*The Interpretation of Dreams*）中，他认为睡梦并不是偶然的，而是包含着各种隐藏含义，这些隐藏含义是做梦者隐秘期望和欲望的投射。实际上，弗洛伊德发现的正是我们今天所说的"潜意识"，这是一片不受大脑控制的思想领域，对我们的欲望和意愿进行装点。每天晚上当人们入睡时，弗洛伊德说，大脑会给这些想法披上象征的外衣，而通过治疗师的帮助，人们可以发现并解释这些象征。如果没有睡梦，我们的潜意识想法会汹涌而至，让人无法招架。睡梦使我们能够想象那些无法想象的事物。他将梦境称为"给自己的信件"，是大脑的一个重要安全阀门。如果没有梦境，精神压力将会一点点累积，并最终导致神经官能症（neurosis）。

为了证明这一点，他举了自己做的一个梦作为例子，而这个梦后来成为心理学中被讨论最频繁的梦。在梦中，弗洛伊德描述，他看见自己的一个女病人同其他一些病人正待在一个大厅里，于是把这个女病人叫到一旁，批评她没有接受他对其病症做出的诊断治疗。女病人说疼痛正扩展到自己的喉咙处，让她开始感觉窒息。他看到她气喘吁吁的样子，不免感到担心，心想是不是自己在检查中有所疏漏。然后弗洛伊德带她来到窗前，让她张开嘴巴。但她不愿意这么做，弗洛伊德变得非常恼怒。很快，他的朋友 M 医生和奥托过来了，帮他一同检查病人，随后他们发现在病人的左肩上有片疹子。M 医生认为女病人的疼痛是由感染引起的，可以通过腹泻清除她体内的毒素。弗洛伊德和 M 医生一致认为，问题的起因很可能是奥托，因为他曾给病人注射了一剂镇静剂，而使用的针管没有进行恰当消毒。

　　梦后回想起来，弗洛伊德发现这个梦并不仅仅是一个简单且有些奇怪的故事。"如果按照释梦方法进行分析，你会发现梦境的确包含某种意义，而不是作家们所说的那样，仅仅是一些大脑活动的碎片化表现。"他写道。将这个梦的每个方面都看作某种情绪或者焦虑的替代，弗洛伊德发现这个梦减轻了他要为一个相当棘手的病人健康负责的担忧。首先，那个女病人在梦中挑起了一场争斗，是想说明他认为任何医生都很难快速确诊她的问题。之后三个医生同时对她进行检查才发现了左肩上的疹子，也印证了这一点。在 M 医生的帮助下，弗洛伊德发现，原来是由于奥托不恰当地对她进行了注射，才导致疾病的发作。将所有这些汇总起来，梦的内容向弗洛伊德表明他可以从病人那里脱身，对她身上所发生的一切并无责任。"所有这些辩解——除了辩解这个梦再没其他内容——让我们清晰地回想起那个被邻居指控归还一只坏壶的男人，他进行的辩解如下。"他写道，"首先，他归还的壶没有坏；其次，他借的时候壶就坏了；第三，他从没借过壶。非常复杂的辩解，但这么多辩解只是为了增强说服力；只要三个辩解中有一个成立，这个男人就没有过错。"

像这种类型的愿望满足会以多种形式出现在梦中。弗洛伊德将它们看作焦虑的释放——他把这种情形同性联系起来，虽然他并未直接描述二者之间的关联。"焦虑是一种本能冲动，起源于无意识，被潜意识压制。"他写道，"因此，当梦中的抑制感同焦虑联系起来时，这实际上是一种意志力行为，这种意志力曾经可以释放本能——也就是说，是性冲动的问题。"有些不公平的是，弗洛伊德的理论很快被简化成这种观点：梦中的一切都含有某种性含义，这种性含义反映并暴露了从孩童时期以来被长期压抑的冲动。一篇关于弗洛伊德著作的评论发现，到 20 世纪中期，分析学家共找出了梦中 102 种阴茎替代物，95 种阴道象征。甚至对立事物——飞翔和降落——也分别被称为性别的象征。弗洛伊德学派研究者指出了 55 种象征性行为本身的图像，25 种象征自慰的图示，以及象征阉割的 13 种动物形象和 12 种符号。

弗洛伊德将病人对这种释梦理论的排斥看作其合理性的

证明。他解释说，甚至他自己一开始都对这种看起来非常荒谬的睡梦观点有些反感。"当我早晨回想起夜里做的梦时，会哈哈大笑，并说，'这个梦真是一派胡言'。"弗洛伊德写道，"但是我不能把它从我脑中赶出去，一整天它都紧迫不舍，最后到了晚上，我这么责备自己：如果在释梦过程中，一个病人除了'那真是一派胡言'外再无其他什么可说，你会责备他，并且怀疑在梦境背后隐藏着某些不愉快的事情，而他不想让自己暴露这些事情。这同样适用于你自己，认为梦境只是一派胡言的看法或许只是说明了你内心对解释的排斥。"

弗洛伊德并没有用性心理来解释自己关于病人的那个梦，这却刺激了一个子学派的兴起，这个学派的分析者致力于发现这个梦所包含的附加含义。例如在 1990 年，一篇发表在《国际精神分析杂志》(*International Journal of Psychoanalysis*) 上的文章认为，这个梦实际上反映了"弗洛伊德可能一直被一件事情的压抑记忆所困扰，那就是他 5 岁时曾对当时 3 岁的妹妹进行了性侵犯"。

弗洛伊德对于梦境的看法一直到 20 世纪 50 年代初在心理学家中都有巨大影响，虽然也有人埋怨这种理论过于具有强调性。在某份科学期刊上，有批评者写道："我们看到大量象征物可以代表同一个指示对象。为什么生殖器、性交和手淫需要这么多伪装？"

在世纪之交，弗洛伊德式分析成为流行文化的一部分，影响深远，从电影到犯罪研究，无所不包。斯坦福大学教授威廉·德门特（William Dement）现在被认为是睡眠科学的领军人物，他在 1950 年曾沉迷于弗洛伊德关于梦境的研究，从而进入这一领域。"有看法认为弗洛伊德式精神分析可以解释各个方面的问题：恐惧、焦虑、精神疾病，甚至可能还包括身体疾病。"他写道。

但正是德门特在某种程度上使科学失去了对睡梦的兴趣。1950 年年初，作为芝加哥大学（University of Chicago）的一名医科学生，德门特最早开始对快速眼动睡眠进行了系统研究。这种睡眠阶段 1952 年才刚被同一所大学的实验室研究人员发现，当时的研究人员认为，应该是机器发生了故障，才使睡眠中实验对象的眼睛在深夜时看起来像在快速运动。但他们找不出问题的原因，于是决定走进房间亲自观察。研究人员用手电筒照射实验对象的眼睛，发现实验对象的眼睑的确在前后活动，此时身体则保持静止。这一发现揭示了睡眠存在不同阶段。德门特发现从快速眼动睡眠中醒来的实验对象最有可能记得所做的梦，于是他在婴儿、女人和患有精神疾病的人群中组织了一项关于该阶段睡眠的研究，试图发现做梦时间能否阐释弗洛伊德的理论。"很难表达做这项研究时的兴奋之情。"德门特在回忆录中写道,"我当时只是一名普通的医科学生,躲在一个几近废弃的建筑中,却有了一个又一个令人惊讶的发现……我想 1848 年在加利福尼亚州第一个发现黄金的人的感受应该不过如此。"

大脑在快速眼动睡眠时跟苏醒时一样活跃,德门特的这一发现改变了睡眠研究的面貌。这个阶段的大脑活动同其他阶段都不同。德门特认为,科学应该认识到人类大脑是在三个截然不同的时间段内轮流切换:睡眠、苏醒和快速眼动睡眠。一开始其他研究者对这一想法大为嘲讽。德门特关于这个问题的研究文章被拒绝了五次才得以发表。"人们对此的反应就好像我宣称人类不需要空气就可以呼吸一样。"他后来这么写道。但这一观点很快被研究学者广泛接受,并进一步发现了快速眼动睡眠是所有睡眠阶段中最重要的一个阶段。

其他实验则显示了该做梦睡眠阶段真的非常奇怪。一个名叫米夏埃尔·茹韦(Michael Jouvet)的法国研究者将其称为异相睡眠(paradoxical sleep),因为此时身体一动不能动,而大脑似乎完全清醒。之后他进行了睡眠科学中最有名的实验之一。他在猫的脑干一小块被称为网状结构的地方上弄出一些小伤口,然后发现通常会在快速眼动睡眠过程中抑制身体运动的机制，此时无法发挥作用。结果，他看到猫把自己的梦境付诸行动。当完全睡着时，这些猫会弓起背，发出呼噜呼噜的声音，攻击看不见的敌人。这些行为"那么激烈，以至于把这些小猫自己都吓一跳"，他写道。有一次一只猫用足力气朝什么东西扑过去，把自己给晃醒了，然后迷迷糊糊地四处观望，吃惊地发现自己不知怎么到这里来了。

令人感到奇怪的是，茹韦发现了如何确切知道小猫到底在做什么梦，这却让研究者对人类睡眠内容的兴趣大大降低了。一旦可以被脑电波识别和记录下来，睡眠就好像不再是人类潜意识神秘复杂的反映了。很快，研究者在几乎所有鸟类和哺乳动物的睡眠中都发现了做梦阶段。睡眠在动物王国中非常普遍，这一发现似乎相对减弱了人类睡眠的重要性。正如茹韦后来描述神经病学家为什么不再对睡梦进行研究时所写的那样："一只刚孵出来的小鸡除了变成一只公鸡或一只母鸡还能意识到什么欲望，而这又有什么重要的？"最后，研究者发现，在子宫中的人类婴儿好像也会循环经历快速眼动睡眠——或许还会做梦。

快速眼动睡眠很大程度上将睡眠研究从心理学中分离了出来，神经病学家通过该阶段的睡眠对大脑的运作有了更进一步的了解。对睡梦的意义进行弗洛伊德式的解释仍在继续，但大多数只存在于精神分析医师的实践中。而在研究实验室中，睡梦的内容和其可能包含的意义基本上都被搁置并忽视了。

睡梦研究一直停滞不前，直到克利夫兰（Cleveland）凯斯西储大学（Case Western Reserve University）一个名为卡尔文·霍尔（Calvin Hall）的心理学教授决定对人们到底做了什么梦进行记录才有所进展。霍尔用了30多年的时间向愿意分享睡梦的人收集梦境。到1985年去世时，他收集了来自各个国家和年龄段群体的梦境记录，共超过5万份。以这份巨大的数据库为基础，霍尔发明出一个编码系统，将每个梦境像短篇小说那样记录下来。他记录了梦境的场景、角色数量和角色性别、对话，以及梦中发生的一切是愉快还是可怕的。他还对做梦者的基本信息进行了记录，比如年龄、性别，以及做梦者的居住地等。

忽然之间，睡梦解析进入了数据世界。霍尔对他收集的梦境进行了仔细研究，并将数据和严密的统计引入了这个分裂成两个极端的领域。他统计了梦中最有可能发生的结果，比如关于工作的梦境，做梦者是快乐的，还是愤怒的？以及梦中的故事是同现实紧密联系，还是人们的行为在梦中会变得奇怪，跟本来的性格发生冲突？如果我们可以预测某些结果，就说明梦境遵循某种模式，而这些模式也许能够说明一些问题。

霍尔的结论同弗洛伊德正相反：睡梦根本不是充满各种隐藏象征物，大多数梦境都相当直接，并可以进行预测。梦境情节相当连贯，因此只要知道某个梦境中的角色，霍尔能以令人吃惊的准确性预测将会发生什么。例如，如果梦中出现了一个做梦者在真实生活中不认识的男人，那么几乎所有的梦境情节都是展现这个陌生人具有进攻性。成年人倾向梦见认识的人，孩子则倾向梦见动物。男人梦中四分之三的角色是其他男人，而女人梦见的男女数量相当。睡梦中的事件大多数发生在家里或者办公室，如果要去某个地方，通常是开车或走路。而大学生会比中年人更频繁地梦见性也并不那么令人惊讶。

霍尔的研究打击了梦境是超现实的这种观点。梦的情节可能并不遵循什么逻辑，角色也可能会有奇怪的要求，但梦中的世界并非同现实相距遥远。更重要的是，我们做的梦常常是不愉快的。霍尔发现大多数梦境都充满了攻击性、卑鄙或暴力的角色。简言之，梦境就像我们中学时期那些最糟糕的日子。

梦常常是消极的，这一发现引起了神经病学家的兴趣，他们被大脑这一令人迷惑的方面吸引住了。如果梦大多数是不快乐的，我们为什么还要做梦？我们的大脑是沮丧的小说家吗？有人说，以进化为背景思考做梦的目的可以得到答案。在发表于2009年的一篇文章中，一位名为安蒂·瑞文苏（Antti Revonsuo）的芬兰认知科学家认为，消极、充满焦虑的梦境其实是一种古老的防御机制，这可以让我们经历一些糟糕的事情，训练我们的大脑反应，以应对清醒时可能发生的类似事件。按照这种观点，梦境是大脑的预演。例如，瑞文苏提到霍尔收集的梦境资料中有做梦者逃跑或者躲避攻击的情形。"因为适应性需要几百代人才能改变，所以现代人依旧保留着这些在原始环境中发挥作用的适应性，不管这些适应性是否能在完全不同的现代环境中发挥其最初的功能。"瑞文苏写道。换句话说，在计划进行打猎或者战斗之前，我们的祖先可能会做消极的梦。而如今，梦见受到攻击，是我们的大脑在为工作中的焦虑进行准备，比如需要一份重要的销售报告，而我们对此却无计可施。

　　不过这种理论有个问题，并不是所有不愉快的梦境都是"我正在被追逐"这类情节。以一个叫埃德的男人所做的梦为例，在妻子玛丽去世后，他将关于她的梦都记录了下来，一直记录了22年。埃德和玛丽1947年在一条木板路上相遇，当时他 25 岁，她 22 岁。3 年后，她死于卵巢癌。玛丽去世后，当埃德梦见她时，情节常常有同样的主题：埃德和玛丽两人高兴地出发去参加某个活动，但之后发生了某种事情，两人分开了。有时，梦中的故事充满了电影中的画面。例如在其中一个梦中，埃德看见玛丽坐在马路对面的一辆汽车里，而自己却无法穿过马路。其他时候，埃德的梦会在平淡的日常生活事件中引入一些荒谬元素。例如有一次在梦中，埃德和玛丽偶然遇到了杰里·塞恩菲尔德（Jerry Seinfeld），并向他问路。但恍然之间，塞恩菲尔德已经跟玛丽一起离开了，只剩下埃德孤零零一个人。埃德走到一座建筑物后面思考这一切，脚下的地面却变成了流沙。单个来看，这些梦境中的所有元素都在日常生活中有迹可循，但将它们汇总到一起，并没有出现某种现实中的危险，需要大脑进行提前准备。

我能详细讲述埃德的梦要归功于 G. 威廉·多姆霍夫（G. William Domhoff），他是加利福尼亚大学圣克鲁兹分校（University of California, Santa Cruz）的一名教授，同卡尔文·霍尔一同收集梦境记录，并在 20 世纪 90 年代初将他们庞大的搜集资料向其他研究者开放。随着他阅读了越来越多的梦境资料，多姆霍夫发现多数人都像埃德一样做梦，年复一年做着有同样情境和人物的梦。多姆霍夫认为，只要有足够多的梦境资料，根本不用使用弗洛伊德分析象征物的方法，我们就可以从这些梦中发现做梦者所在意的事情，埃德就是一个很好的例子。埃德在爱人死去后，重复做着同爱人分离的梦。根本不需要精神分析医师，我们就能明白他非常想念她。

一个阳光明媚的下午，我同多姆霍夫坐在圣克鲁兹太平洋海岸公路旁的一家特丽酸奶店前，讨论梦境。"无论按照我们今天的哪种标准，弗洛伊德的说法都不对。"多姆霍夫一边说，一边用勺子舀着酸奶，"如果你观察这些梦境——像我们那样认真观察——你就会发现答案都在那里，一目了然。根本不需要什么象征。"他继续说，"弗洛伊德学派一头钻进了牛角尖，认为我们做的梦中肯定存在某种隐藏含义，但只是因为我们有一套象征语言和隐喻系统，他们的解释才说得通。"

作为例子，他让我想象自己做了一个相当直白的梦。"假设你做了这么一个梦，你正站在一座桥上，这座桥通往一个岛屿，然后桥开始摇晃，你开始往回跑。如果我问'你认为桥是什么的象征'，你会怎么回答？"

"我不知道。"我说，嘴里含着满满一口酸奶。

"你知道。"多姆霍夫回答，"我们有一套隐喻系统。俗话说'遇桥则过'。这是一种转变。所以我说你处于某种转变之中。但我们的生活总处于这样那样的转变中。然后我可以说这个梦意味着你害怕迈出下一步。你想要待在坚实的陆地上，不想去岛屿。所有这些听起来有道理，只是因为我假设这个梦是隐喻性的，而我给出你一个隐喻性的解释。如果我泛泛地说，所有这些都说得通。现在我对你了解得稍多一些了，我可以进行猜测，使解释更加具体。我可以说岛屿意味着你正在独力写作一本书——我得出了一个比较可信的解释。但实际上我只是根据大量线索进行预测的预言家。"

他说，如果我们观察一个人的梦境历史，就会发现大脑并不会建构这么清晰的隐喻。相反，梦中充满了熟悉的形象和场景。如果一个女人梦见走过一座桥，那么更有可能她白天出去时真的走过了一座桥，或者从她家里的窗户里可以看到一座桥，而不是她的大脑决定使用象征形象表达情感。

另一方面，弗洛伊德认为梦越奇怪，其包含的意义就越深。在《梦的解析》中，他认为"当梦境看起来最疯狂时，它们的含义也最为深刻"，因为它们包含了更为密集的象征等待揭示。我问多姆霍夫，虽然不经常发生，为什么一个看起来有些超现实的梦境，像飞翔或者困在一个陌生的房间里，却能够反映我们的日常生活或者关注点？

他用一个故事来回答我的问题。一个向他提供梦境的女人给自己起名叫麦罗拉。霍尔和多姆霍夫要求每个提供梦境资料的人隐去自己的名字。或许有人不知道，麦罗拉是《星际旅行：深空九号》（*Star Trek: Deep Space Nine*）中一个角色的名字，这是20世纪90年代中期非常有名的一个电视节目。多姆霍夫的受访者选择这个代号是因为她是超级星际旅行迷，酷爱阅读科幻小说，但同时她也是一个离婚妈妈。在大多数梦境中，她会担心自己的孩子，或同前夫一起做一些日常事务，比如一起远足，或在他父母家里度假。但时不时地，她会梦到自己在宇宙中穿行。"当然，有时她会经历一些非常奇异的冒险，但她梦到那个世界是因为她阅读了大量科幻小说并热爱它们。"多姆霍夫说，就像工作或家庭，星际旅行只是出现在她梦境中的另一个生活元素。为什么麦罗拉的梦有的发生在宇宙飞船上，有的发生在办公室？理解这一点并不能说明什么，多姆霍夫说。但如果将其他几百个梦也考虑进来，这些少量的星际梦说明科幻小说对她非常重要，因为我们所关心的事情就是所梦到的事情。

但这并不是说多姆霍夫认为梦里有某种重大意义或进化优势有待发现。梦只是"我们思考能力的一个偶然副产品，并含有自传式的记忆",他说,像在陈述一个事实。在多姆霍夫看来,我们梦见消极的事情,只是因为我们将太多时间用于担忧。在自己的生活中看到这一点,最简单的方法就是开始一个新工作。在第一个星期,新上班路线、新同事和新的工作责任极有可能占据你梦境的中心舞台。在这些梦中,你很可能会以这样那样的方式让自己或别人失望。例如,开学第一周的学生经常梦见找不到教室,而侍应生会梦到弄掉食物或把酒洒到客人的衣服上。"梦是我们每天考虑的所有可能性中最糟糕的情形。"多姆霍夫说,"我们把所有这些微小的'可能性'聚集起来,然后将它们放大。"因为这就是我们的大脑处理许多问题的方式。大脑接收了我们的焦虑,然后在梦中将其释放出来,因为夜里大脑也没其他事可做。

欧内斯特·哈特曼(Ernest Hartmann)是塔夫茨大学医学院(Tufts University School of Medicine)的一名教授,他同意多姆霍夫认为梦的内容很重要,但看法稍有不同。哈特曼将梦看作一种嵌入式夜晚疗法的形式。在梦中,他说,大脑将新鲜的或恼人的信息同已知信息混合起来,这样新信息看起来就不会太新奇或具有威胁性。在我不科学地将其命名为"适应良好穴居人"的理论(Well-Adjusted Caveman

Theory）中，哈特曼认为早期人类生活中充满创伤——眼睁睁看着朋友被野兽的獠牙利齿生生撕裂，或者掉到冰上的洞里淹死，这只是其中两种可能——如今我们几乎没人会经历这些事情。从长远来看，那些经历创伤后能重新恢复情绪平衡的人，比沉浸在消极之中无法自拔的人更容易生存下来。

　　作为这一理论的证据，他指出这样的事实：在真实生活中经历可怕或悲惨的事情后，我们会连续好几晚梦到几乎同样的事情。用自己的经历来判断这种理论是否正确并不客观，但我对他提到的这一点深有同感。大学毕业后的那个夏天，我坐在朋友一辆野马汽车的副驾驶座，行驶在北加利福尼亚州某个森林里的乡间单行道上，此时一辆白色烈马汽车转过一道盲弯，正对着我们高速驶来。烈马汽车猛地向左急转弯，想要避免迎头相撞，但已经来不及了。它像一辆怪物卡车一样冲到我们的引擎盖上，距离我的座位只有几英寸[①]。我们还算命大。我没受伤，我的朋友断了一只胳膊，但汽车却彻底报废了。在那之后的一个星期，我总是会从噩梦中大汗淋漓地醒来，梦到自己仍然卡在副驾驶座上，在车辆挤压扭曲的声音中，看着那辆烈马汽车的轮子变得越来越大。

---

　　①　1 英寸 =2.54 厘米。

　　我不记得自己过了多久才不再做关于那场事故的梦，噩梦最终消失了，除了几晚上糟糕的睡眠再没留下什么痕迹。但对于有些人来说，大脑却总是一遍遍重复创伤，就像一支只会一首歌的乐队。当大脑无法将事件放到长期记忆中——研究者将这一举动看作我们的情感系统开始接受所发生的一切，并能够相对看待的标志——一个人就会重复做噩梦，这正是创伤后应激障碍的症状之一。一些人甚至会开始恐惧睡眠。

　　至少从越南战争（Vietnam War）开始——当时超过五分之一的作战老兵回来后长期做噩梦——药物就已经成为这种症状的最主要治疗方法。但或许有更好的方法。现在医生认为我们可以训练大脑梦见其他事件和人物，从某种意义来说，就是改写那些我们每天晚上重复诉说的故事。其中一种颇有前景的方法被称为图像预演疗法（imagery rehearsal therapy），这是一种包含两个步骤的疗程，首先病人描述那些在噩梦中反复出现的创伤性事件或人物，然后他们选择另一种情境或者图像来替代它。在入睡之前，病人要用至少10分钟的时间想象他们希望做的梦，将自己置于故事导演的位置，而非一个观众。随着时间流逝，这种方法似乎显示出了一定效果。关于作战老兵的一项研究表明，图像预演疗法在减少噩梦方面同药物一样有效。

多姆霍夫将这种治疗形式称为睡眠科学的显著进步，因为它说明大脑并非用象征物或者故事情节来掩盖其真实意图。噩梦本身除了让我们感到害怕之外似乎并无其他功能，他说，我们做的噩梦比自己意识到的可能还要多，只不过人们在苏醒之后很快就将其抛诸脑后。在一个多姆霍夫认为最能证明弗洛伊德的梦解析理论误入歧途的例子中，他指出这样一个事实，没有证据表明能够记住噩梦的人比第二天早晨起来乐呵呵对所做的梦一无所知的人更了解自己的情感。21世纪的梦理论导向的是发现焦虑，而非象征。心理学家现在研究的是梦可以为我们做些什么——对自我的理解，或从阿富汗战争回来以后如何应对——而非梦到某种事物是不是含有某种内在含义，或代表一种被压抑的冲动。

这种看法同那天我在曼哈顿的梦境小组所经历的一切非常相似。艾丽斯的父亲在梦中批评了她，当她在梦中寻找意义时，她关心的并不是自己是否压抑了某种感觉。实际上，她听起来很像埃德，那个20多年来一直做梦思念自己妻子的男人。就像埃德放不下对玛丽的爱，艾丽斯似乎也无法同关于父亲的记忆和平相处。

几个月后，我回到了梦境诊所，好奇艾丽斯是不是还在那里，以及她又梦见了些什么。我沿着通往咨询中心的楼梯拾级而上，穿过走廊。我是第一个到的，在之后的 20 分钟里，我周围的另外七个座位陆续坐满了人，但艾丽斯还没来。

这一次我准备好了一个梦境报告。梦中，我在工作时接到了大学注册处打来的一个电话。注册处称最近审查了过往学生的资料，发现我还差 6 个学分才能达到学位要求。我被告知要在那个夏天到学校修两门课，否则必须重读四年大学。但我现在住在纽约，而非南加利福尼亚州，这种安排根本不可能实现。我记得在梦的后半段，我疯狂地朝系主任办公室打电话解释自己的情况。如果我问多姆霍夫，他肯定会说这不过是又一个例子，说明我的大脑在想象最糟糕的场景，不管它就好了。

离讨论开始还剩最后几分钟的时候，艾丽斯走了进来。然后讨论会开始，我们围坐一圈，轮流介绍自己。艾丽斯是第二个分享自己梦的人。我朝前倾了倾身体，心想不知这次她会说些什么，她要再次跟我们讲她的父亲吗？

"我做了一个非常奇怪的梦，想要跟小组分享。"她开始说。她告诉我们，在梦中，她正在照看孙子，但孩子突然从沙发上消失了。她在房子里四处寻找，怎么都找不到。她的手机响了起来，但她刚要接听，就被真实生活里的电话铃声吵醒了。

　　"这个梦让你感觉如何？"讨论会领导者问。

　　"感觉像一个糟糕的祖母。我发誓，我所有的梦都是这么结束的。"

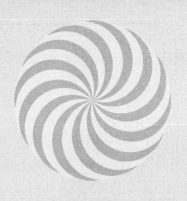

第六章

在睡眠中
解决

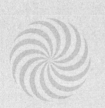

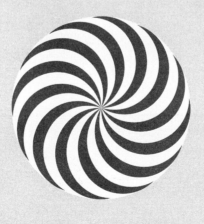

20 世纪 60 年代初，杰克·尼克劳斯（Jack Nicklaus）正处于事业上升期。10 岁时，他第一次拿起高尔夫球杆，便在俄亥俄州哥伦布市（Columbus, Ohio）赛欧托乡村俱乐部（Scioto Country Club）举办的青少年锦标赛上获得了冠军。20 岁作为业余选手参加美国公开赛（U.S. Open），他获得了第二名，以两杆之差位于当时世界上最优秀的高尔夫选手阿诺德·帕尔默（Arnold Palmer）之后。他成为职业球员全职打高尔夫球的当年，即获得了美国公开赛冠军，第二年获得大师赛（the Masters）和职业高尔夫球协会锦标赛（the P.G.A. Championship）冠军。在两年的时间内，他的高尔夫球技让他赚取了相当于现在 120 万美元的财富。

　　尼克劳斯参加 1964 年美国公开赛时被认为是夺冠热门。他刚刚在之前举行的大师赛上获得第二名，次于帕尔默，因此期待着借此机会拉平两人之间的竞争差距。当他在一个湿热的日子走进位于马里兰州贝塞斯达（Bethesda, Maryland）

国会乡村俱乐部（Congressional Country Club）的高尔夫球场时，正在心里盘算着如何使用他精心设计的挥杆——将猛烈的发力同优雅的动作巧妙结合起来，将球远远地击到平坦球道上——使自己在锦标赛最长击球距离的历史纪录上遥遥领先。

第一洞，他直接将球打到了一个沙土障碍中。这是表明有些地方不对劲的第一个迹象。在当天的比赛中，他使用发球杆——通常是他最好的球杆——从梯台朝平坦球道共击球14次，只有6个球落到那里。其余时间他一直忙着将球从粗草区、沙土障碍和树后面救出来。第一回合之后，尼克劳斯同另外13名选手一样打出了72杆，比帕尔默多出4杆。第二天情形更加糟糕，尼克劳斯打了73杆，第三天更糟，他打了77杆。到最后一个回合结束，在本应夺冠的锦标赛上尼克劳斯排到了第23名，奖金只有少得可怜的475美元。

挥动高尔夫球杆是各种运动项目中最难学习的技巧之一，稍有不慎，就可能导致全盘皆输。手臂向内弯曲过度，球有可能落到任何地方，除了目标地点。在错误的时间转动胳膊，想象中的有力一杆结果仅仅让球落到前方5英尺[①]处。

---

① 1 英尺 =30.48 厘米。

击球时高尔夫球棒棒头距球太高或太低，除了把手臂震得一阵刺痛，球则会埋没到草丛里。职业高尔夫球手在比赛时表现优于常人，是因为他们将自己的身体训练得能以正确的速度旋转，同时将手臂保持在恰当角度，一次又一次，分毫不差。

而在贝塞斯达球场上的某个地方，尼克劳斯却丧失了他赖以为生的那种微妙时机感。他将其重新找回来的机会不大。三个星期后，他就要参加在圣安德鲁斯（St. Andrews）举行的英国公开赛（British Open）了，那是高尔夫运动中最有挑战性的球场之一，前一年他在这项赛事中以一杆之差未能问鼎冠军。伦敦的下注者们期待着他恢复状态，将他列为夺冠最热门人选。但他们有所不知的是，尼克劳斯并不知道自己挥杆时哪个地方出了问题。每个高尔夫球手都有不顺的日子，有时甚至连续一周不顺。但尼克劳斯发现自己的问题丝毫没有减弱的迹象。贝塞斯达比赛上的糟糕表现一直延续到了赛后，如果仍然继续，他的职业生涯将会陷入危机。这就好像将他同其他选手区别开来的天分突然毫无预兆地耗尽了一般。这么多年每个回合都不会打出高于 70 杆，尼克劳斯此时却发现自己处于一种陌生的境地之中，要重新调低自己的期待值。

　　在去苏格兰进行比赛的前几天，每天晚上入睡前，尼克劳斯都要苦苦思索自己的挥杆到底出了什么问题，却百思不得其解。有天晚上，他梦见自己再次将球打到平坦球道上，重新恢复了往日的风采，又成了许多报纸体育专栏上刊登的那个黄金熊。醒来时，他突然意识到在梦里自己握杆的方式稍有不同，这种调整能够让他在挥杆过程中保持右臂稳定。这个细微的差别别人可能根本不会察觉到，但尼克劳斯立即意识到这就是他最近问题的根源所在。他从床上爬起来，直接去了球场。在那里，他按照梦中的样子握住球杆，打出了68杆。第二天，他打了65杆。以前的成绩回来了。"相信我，听起来很有意思。"他跟一个报纸记者说，"但是我仅仅是稍微改变了一下握杆方式。"他在英国公开赛上取得了第二名的成绩，打出了这项赛事历史上最低杆数之一。

　　在睡梦中，尼克劳斯解决了那个让他每回合多打出10杆的问题，在风险极高的职业高尔夫球赛世界，这个差别意味着是赢得10万美元的支票，还是刚刚够支付机票费用。尼克劳斯清醒时仔细研究自己最近糟糕表现无法解决的问题，他的大脑却在睡梦中做到了。很明显，那天晚上发生了一些事情，让尼克劳斯醒来时找到了解决挥杆问题的答案。但那是什么？

　　自从我们开始做梦以来，大脑在入睡时创造的梦境就被认为是顿悟的源头之一。就像尼克劳斯那个关于高尔夫挥杆的梦所显示的，突破不仅仅是情感方面的。当我们在夜里躺下入睡时，大脑将经历一个对于学习、记忆和创造力非常关键的过程，而对此过程科学家才刚刚开始理解。睡梦对我们大脑的贡献在尼克劳斯这类故事中最为显著，在这些故事中大脑不费吹灰之力就解决了某个问题，或产生了一种新的想法。

　　科学家和研究大脑如何工作的研究者长期以来将这样的顿悟看作天才的灵光一现，细胞和神经元的神秘舞动形成一种具有改变意义的想法。这种认为创造力和解决问题是一蹴而就的看法同古希腊人的思想不谋而合，他们认为灵感来自缪斯，需要通过工作以获得她们的青睐。连没有任何神秘主义倾向的坚定科学家也会对大脑有时能够在睡梦中突然找到问题的完美解决办法这一现象感到震惊。1865 年，一名德国化学家奥古斯特·克库勒（August Kekule）正在对苯的结构模型进行研究，这是一种非常重要的工业溶剂，其化学结构让当时的很多工程师和科学家都感到大惑不解。克库勒做了一个梦，梦中看到一条蛇在咬自己的尾巴，醒来躺在床上，他意识到苯的化学键刚好符合同样的六角形。这一发现对德国的工业具有重要意义，克库勒因此被授予贵族头衔。奥尔贝特·圣-捷尔吉（Albert Szent-Gyorgyi）是一名匈牙利科学家，在 1937 年因分离了维生素 C（vitamin C）而被授予诺贝尔奖（Noble Prize），他认为自己的梦经常能给一些难题提供答案。"当下午离开工作台时我的工作并未结束。"他写道，"我在任何时间都在思考问题，而我的大脑肯定在睡着时仍在继续思考，因为当我醒来时，有时是在深夜，常常能发现那些让我感到困惑的问题的答案。"

在自然科学之外，梦境以及其在创造性思维中的作用更为知名。梦境产生艺术作品最广为人知的例子或许是下面这些：1816 年，塞缪尔·泰勒·柯勒律治（Samuel Taylor Coleridge）从一场鸦片导致的睡梦中醒来之后，大脑中浮现出 300 行诗句。他连忙将其记录下来，其间却被一个来访者打断，后者逗留了近一个小时。当柯勒律治回来继续写作时，那些梦中如此清晰生动的诗篇，此时只剩下了一些碎片，这就是他那不朽的名篇《忽必烈》（*Kubla Khan*）后半部分显得有些断裂的原因。大约 150 年之后，保罗·麦卡特尼（Paul McCartney）在他女朋友的卧室中醒来，脑中响起一首旋律。他径直走到旁边的一架钢琴旁，开始弹奏也就是我们现在所听到的《昨天》（*Yesterday*）这首歌。"它就在那里。"

麦卡特尼后来告诉一个传记作者，"一首完整的曲子，我都不敢相信。"斯蒂芬妮·梅耶尔（Stephenie Meyer）是一名住在亚利桑那州（Arizona）郊区的全职母亲。2003年夏季的一天，她要带孩子去参加一堂游泳课程，她做了一个梦，梦见一个女孩子正在一片草地上同一个非常美丽的吸血鬼谈话，吸血鬼拼命控制自己杀死她吸血的冲动。醒来后她立刻把梦中的谈话尽可能准确地写下来。这个故事就是后来"暮光之城"（Twilight）系列书籍和电影的雏形，梅耶尔因此赚取了超过一亿美元的财富。

表面看来，这些灵感好像都是突然冒出来的。但稍微挖掘一番，就会发现每一个梦都同做梦者日常生活中所发生的事情有清晰的联系。看起来复杂、富有创造性且完整成形的想法都是生活问题的答案。克库勒几个月以来一直在试图发现苯的结构；麦卡特尼是历史上最多产的作曲二人组合成员之一，当时正在创作一系列极具历史意义并且可以轰动一时的唱片，却面临着披头士下一张专辑还缺一首歌的境况；而梅耶尔很多年来一直在小说写作上写写停停，一直在寻找看起来足够真实、又能够吸引读者的角色。

做梦这段时间，大脑好像一直在其实验室中工作，对清醒时生活中遇到的状况寻找解决方法和答案。但大脑是如何做到的？这一具有创造性的过程能否在研究实验中被检测和观察到？

　　20 世纪 60 年代，一些著名的心理学家开始关注我们是如何想出富有创造性的问题答案来的。但首先需要对创造性进行定义。他们采用了一个比较实用的定义，"相互联系的元素进行新的组合，从而达到某种具体的要求或能在某些方面有用"。这个定义足够宽泛，既能包含苯的化学结构，也能包括痴情吸血鬼的故事。定义了创造性之后，下一步就是确定大脑产生新想法的方式能否进行复制。心理学家制作了一个四步骤模型，来表示我们面对棘手或没有明显答案的新问题时的典型反应。第一步，我们会进行紧张激烈却并不成功的思考，大脑努力处理问题或者事件的基本元素。然后我们会将问题搁置一边，将注意力转移到其他更急迫的事情上。接下来是一段休眠期，此时问题不会占据任何有意识的思考或者注意力。最后，在我们什么都没想或者正在睡觉的时候，问题答案突然灵光一闪冒了出来。

　　这一谜题中最重要的一点是，在将问题搁置一边和答案闪现的这段时间内，在我们的大脑中发生了什么。仅仅是时间的流逝让大脑产生了新想法，还是有更多的东西在发挥作用？ 20 世纪 80 年代初，弗朗西斯·克里克（Francis Crick）

和格雷姆·米钦森（Graeme Mitchinson）认为，做梦是学习和创造力非常重要的一部分，这两种联系紧密的技能可以产生各种各样的生存优势，从发现稀少的食物到发明一种商业新产品。睡眠——尤其是快速眼动睡眠——期间，我们的大脑可能会解决一个问题，产生某种直觉。快速眼动睡眠期间所做的梦最为生动逼真，此时大脑跟清醒时一样活跃。如果一个人某天晚上快速眼动睡眠时间比较短，他的大脑会在第二天晚上延长这一时间以进行补偿。因此不难得出这样的假设，我们的大脑认为这段时间很重要。

根据克里克和米钦森的理论，我们的大脑会在白天接收无数的琐碎信息，从午餐时一个侍者的脸部结构到同事领带的颜色和图案。当我们学到一些新事物时——不论是说明性的，例如上个星期三工作时发生的一些事情；还是程序性的，例如怎么首先开车到办公室——信息会经过大脑中一个叫海马体（hippocampus）的部分。将所有这些信息都储存到长期记忆中不但是不现实的，还会在我们需要寻找某种重要信息时降低大脑的处理速度，因此我们的大脑会进行挑拣和筛选，确定哪些保留，哪些扔掉，因此不重要的信息就被忘记了，从而给第二天将要面对的信息腾出空间。这种清理和组织大脑文件柜的过程会在快速眼动睡眠阶段进行，这正是梦具有随机偶然性的原因。而那些创造性灵感的闪现只是放大了每天晚上大脑清理这些杂乱信息时所发生的事情。只剩下重要信息时，大脑或许就可以在它们之间建立之前看不出来的联系。

虽然这种可能性非常吸引人，但克里克和米钦森并没有努力去证明他们理论的正确性。21世纪伊始，德国北部的吕贝克大学（University of Lubeck）的一个实验小组决定在实验室中对这一理论进行检测。他们想要解决这样的问题：到底是睡眠催生了新的想法，还是大脑用于思考问题的时间产生了顿悟。他们组织了一群志愿者，让他们做数字游戏。研究者向被试者解释，要得到面前问题的6位数答案，他们需要遵循两个规则，这两种规则除了基本的减法计算，不需要其他的数学技巧。第一步是观察由一系列字符组成的6组数字对之间的关系。如果他们在一行中看到两个相同的数字，比如两个4，被试者就将这个重复的数字作为答案；如果数字不同，答案则是两个数字之间的差值。

但研究者没告诉被试者其实有更简单的方法得到答案。在每个例子中，答案中的后3个数字其实是将前3个数字倒过来。也就是说如果前半部分答案是4-9-1，那后半部分答案就是1-9-4。这是一种非常微妙的模式，在整个训练过程中，甚至完成 30 轮测试性猜谜之后，都没有受试者发现这一规律。

在每个人都知道如何求解之后，研究按照入睡时间将被试者分成几个小组。第一个小组可以正常睡 8 小时。第二组整夜不睡。第三组被训练在早晨进行猜谜，然后 8 个小时后回来继续猜谜，在此期间不能小睡。按照这种设置，研究者确保每个小组都能暂时脱离问题相同的时间。如果他们的进步大致相同，就说明是因为大脑有足够长的时间进行反思才得出了问题答案。但如果他们的进步程度不同，则说明在睡眠和做梦过程中发生了些什么，使我们在解决新挑战时能力产生差别。

结果出来了，很明显，睡眠是关键。在进行第二轮猜谜之前没有睡觉的被试者几乎没有进步。而那些睡了 8 小时的被试者解决任务的速度要快 17%。这并不是全部，那些找出猜谜中隐藏简单解决办法的被试者解决每组猜谜的速度要比同伴快近 70%，因为他或她只需要解出 6 位数答案中的前 3 个即可。到研究结束时，没有入睡的小组中只有四分之一的被试者发现了隐藏规律。但是几乎所有入睡的被试者最终都发现了这种快速解决方法。在夜里的某些时间，他们的大脑能够对于苏醒时所面对的问题想出一种新的方法。而没有人睡的被试者则仍然以字面意思来理解每个猜谜，按部就班地遵循着研究者所给予的说明。睡眠和做梦似乎可以让每个人的大脑发展出一种认知灵活性，从而使他们以一种全新的方式看待事物。

这就好像是睡眠伸展活动了大脑的肌肉，而大脑的反应则是用一种新的方式处理其对事实和现实的理解，从而形成新的想法。虽然这似乎证实了睡眠的确能够提高问题解决能力，但是问题仍然存在，梦境在这一过程中到底有没有发挥作用？梦只是睡眠的一部分，刚好同大脑加强记忆和提升新技能的过程同时发生，还是梦帮助大脑达成了它的目标？

越过大西洋，一名哈佛大学的教授对大脑如何标记稍后在梦中重现的信息进行了研究，他在研究中使用了电子游戏。罗伯特·史蒂克戈德（Robert Stickgold）当时是一名六十出头的精神病学家，因一次同家人在佛蒙特州（Vermont）进行的远足旅行经历而进入睡眠研究领域。一天晚上，当他慢慢沉入睡眠时，他感觉自己好像仍然在山上。虽然他舒服地睡在床上，但仍然非常真切地感觉自己正用双手抓着岩石，使劲朝上爬。当两个小时后醒来时，这种感觉消失了。

过了几天，他跟同事提到自己经历了一种非常奇怪的感觉，在入睡时他的大脑重现了白天的经历。此时他才知道不止他一个人有这种感觉。朋友们说他们也有同样的经历，尤其是在进行过紧张专注的活动后，像极速漂流，或者——他们是一群哈佛的教授——研究了一整天有机化学之后。史蒂克戈德想要进行一项研究以确定这种现象是否普遍，但在设计一个不需要把被试者带到佛蒙特并爬到山上的实验上时陷入了困境。

此时一个同事向他提议了俄罗斯方块（Tetris）。作为历史上最受欢迎的电子游戏之一，俄罗斯方块需要玩家把掉下来的各种图形排成一条直线，背景音乐是一首俄罗斯民歌。每个玩过这个游戏的玩家都知道，跟游戏有关的一些东西在你睡着时仍然阴魂不散。史蒂克戈德组织了一群大学生，并特别注意同时包含了从没玩过这个游戏的人和已经玩过50多个小时的人。研究的其中一部分是史蒂克戈德让被试者在睡眠实验室的房间中正常入睡。不久之后把他们叫醒，问他们都梦见了什么。大约五分之三的人回答说他们看见掉落的俄罗斯方块。当人们睡着时，大脑在白天处理的挑战似乎会在脑中重现，就像史蒂克戈德在佛蒙特度过一天之后产生了攀越岩石的感觉。

在研究进行的第二天晚上，更多的被试者报告出现了

俄罗斯方块的梦境。似乎一旦大脑意识到排列掉落的形状并
不能依靠侥幸，就决定用更多的时间找出应对策略。每个第
一次玩俄罗斯方块的被试者都报告在梦中看到了游戏中的图
形，而那些高手玩家中则只有一半梦到。有意思的是，史蒂
克戈德还在研究中加入了几个患健忘症的被试者。在这组人
中，他也收到了梦见掉落图形的报告，即使被试者并不能有
意识地记得自己玩过游戏。每个人的大脑似乎都利用睡眠这
段时间对清醒时所经历的事情进行了重新整理。当被试者再
次玩这个游戏时，他们关于俄罗斯方块的梦看起来比单纯的
时间流逝让他们进步更多。

其他研究也有同样的发现。巴西的研究者用暴力的第一
人称视角枪击游戏（first-person shooter Doom）替代俄罗斯
方块，他们招募了一些志愿者进行这个游戏。在游戏中，他
们要用猎枪、刀和链锯攻击僵尸和怪物至少一个小时，然后
入睡。当从快速眼动睡眠中醒过来并被问到梦到了什么时，
被试者的答案中出现最多的是怪物和链锯。如同俄罗斯方块
游戏，那些梦见游戏时间更长的被试者，同未在睡眠中重现
经历的人相比，会在下一次游戏中展现出更大的进步。

而在哈佛大学所在小镇的另一端，麻省理工学院
（Massachusetts Institute of Technology）一位名为马修·威尔

逊（Matthew Wilson）的神经科学家发现，老鼠在白天学到的新信息也会出现在其梦境中。他在这些测试对象的大脑中安装了一种微型电极。当老鼠穿越迷宫时，他将它们的脑电波记录下来。威尔逊重点关注了海马体中负责长期记忆的一组神经元，这些记忆包括某个地点有食物或者某个地方危机重重——跟海马体在我们大脑中的工作方式非常相似。当老鼠睡着时，威尔逊注意到它们的脑电波图形同老鼠苏醒以及穿越迷宫时他所看到的几乎一模一样。这些数据如此相似，威尔逊几乎能确切说出老鼠正在梦见迷宫的哪一部分。这些小动物正在重现它们白天的经历，并将其储存到记忆中。

正如克里克和米钦森的理论所显示的那样，威尔逊实验中的老鼠似乎将睡眠这段时间专注于新鲜和重要的事情上。史蒂克戈德决定进一步推进这一系列实验，使用仅次于在人类被试者大脑中装入电极的方法：更多的电子游戏。多亏俄罗斯方块游戏实验的成功，史蒂克戈德说服哈佛大学购买了一款名叫阿尔卑斯山滑雪者 2（Alpine Racer 2）的电脑游戏，并将其安装到他的睡眠实验室中。这个游戏是一种新型机器的一部分，要求玩家移动他们的整个身体，而不仅仅是大拇指。玩这款游戏时，玩家站到两个代表滑雪板的平台上，抓住两个代表雪杖的蓝色活动把手。玩家必须同时移动双手双脚，以躲避树木，穿越障碍，跟在科罗拉多州（Colorado）滑雪时要处理的问题差不多。这种沉浸体验明显同佛蒙特远足或其他全身运动类似，这些活动结合了决策制定和身体活动，是一种非常复杂的认知过程，在此过程中需要投入时间和耐心方可获得技能。

史蒂克戈德设计了一项研究，可以检测在夜里我们是否继续梦见新信息。他的目标是确定新数据如何同大脑的已知信息相互作用。跟俄罗斯方块实验一样，史蒂克戈德招募了一些志愿者，让他们玩了45分钟的游戏，当天晚上在他的实验室入睡。但这一次他决定等一些被试者完成一到两段睡眠周期后再叫醒他们，也就是大脑每天晚上经历的大约90分钟的循环周期，然后询问他们做了什么梦。跟俄罗斯方块实验显示的那样，夜里被较早叫醒的被试者中几乎有一半的人做了源自电脑游戏的梦，像滑雪或者在山上徒步远足。但是随着夜晚继续，梦境报告变得越来越不直接，被试者开始说他们梦见其他一些事情，诸如快速穿越森林，好像身体正在传送带上似的。

如实重现新信息开始变为分析。一旦度过最初的做梦阶段，大脑就开始寻找新信息同储存在记忆卡上数据之间的连接和关联。将滑雪元素同被试者已知信息相融合的做梦阶段发生在夜里更晚一些的时间，此时成年人的大脑会将更长的时间用于快速眼动睡眠。当被试者入睡时，他们的大脑会进行自由的连接尝试，努力寻找关联。这一点不但可以解释为什么我们从长时间睡眠中苏醒时所记得的梦境都非常奇怪，还能够说明我们是如何从记忆储存中想出新点子来的。情绪、事实和新鲜信息的相互作用让大脑能够用一种全新的方式看待事物。一个高尔夫球手醒来时突然发现了一种更好的握杆方法看起来似乎是天才的灵光闪现，但其实是睡眠作用下大脑的自然成果。

史蒂克戈德认为大脑在睡眠时会整合信息以形成新的联系，他以前的一个学生所做的一项研究支持了这种看法。这个名为马修·P. 沃克（Matthew P. Walker）的英国人长着一头红发，现在是加州大学伯克利分校的一名教授。结束了史蒂克戈德研究工作后，沃克决定对睡眠如何影响神经科学中的脑重塑进行研究，脑重塑就是当大脑学到一种新技能或者储存了一种新记忆时会进行改造和更新。当时，沃克刚刚结束了在哈佛大学的一项博士后研究，研究小组对被试者在电脑上打出一连串数字的能力进行测试，他们发现，如果被试者在再次进行测验之前能够睡上一会儿，他们完成任务的速度要快20%。

在伯克利的研究中，沃克让习惯使用右手的被试者用左手将一个包含五个数字的数列在键盘上敲打出来。这是一项陌生的任务，因此降低了被试者因为其自然能力而歪曲数据结果的概率。通过分析他们敲击键盘的时机，沃克发现几乎所有的被试者都会下意识地将一串数字分解成更小、更容易处理的组合，就像我们记忆社会保险号时会将其分割成三个、两个和四个数字的组合。如果你将号码读出来，并且打破一种单调的节奏，就会听见这种方法是如何发挥作用的。接着沃克让被试者经过一晚上的正常睡眠之后重新回到试验中。正如在威尔逊和史蒂克戈德的实验中所显示的那样，睡眠时间改进了被试者的表现。经过 8 个小时的睡眠，几乎研究中的每个人都能够一次性地将数字顺畅打出来。

并不是所有的睡眠都能产生同样的益处，时机非常重要。沃克所发现的这种顺畅效用取决于一个人在学到某种新东西之后马上进行的睡眠的质量。对于学习，最重要的一段时间似乎是晚上的前 6 个小时。在某项研究中，研究者训练被试者进行运动技能测试。其中一组在少于 6 个小时的睡眠后醒来，并被要求进行第二项不相关的任务。而另外一组则可以正常入睡。第二天，睡眠没被打断的被试者完成运动技能测试的速度要平均快出 21%，而那些中间醒来的被试者只平均改进了 9%。他们的大脑活动似乎在一个关键的时间被打断了。

在另外一项研究中，研究者训练被试者完成一项打字练习。当天晚上，其中一组被试者不能睡觉，剩下的被试者则可以正常入睡。但第二天晚上，研究中的所有被试者都可以想睡多久睡多久。到这项进行了若干天研究的最后，所有被试者的总睡眠时间大致相同。但是累积睡眠时间虽然大致相同，一个被试者的表现明显可以显示其在学习新技能之后的当天晚上睡了多少个小时。第一天晚上未能入睡的被试者始终落后于那些正常入睡的被试者。大脑将新信息整合进记忆中的最初一段时间比简单的时间推移或者第二天晚上多睡重要得多。因此"熟能生巧"的俗语只说对了一半。成功取决于训练，再加上一晚上的睡眠。"睡眠可以提高记忆力，因此当第二天重新面对任务时，你的表现甚至会比第一天更好。"沃克说。

但如果我们总是不能完整睡上一晚呢？毕竟，在吸收了重要信息之后，比如一个客户下一年将会购买公司的多少产品，或者怎么使用一个花费不菲的电脑程序，我们中的很多人睡眠时间都比自己希望的要少，并不是我们想要这样做，而是情况所迫。那么，知道我们剥夺了自己一段学习和创新的关键时间只是让事情变得更加糟糕吗？

不一定。如果你不能睡一整晚，可以小睡一会儿，这样做仍然可以改进大脑整合新知识的能力。在一项由美国航空航天局（NASA）资助的研究中，宾夕法尼亚大学（University of Pennsylvania）的一名教授大卫·丁格斯（David Dinges）发现，让宇航员只睡短短 15 分钟就会极大地改善他们的认知能力，即使这些小睡并未提高机敏性或专注于单调任务的能力。与此同时，纽约市立大学（City University of New York）的研究者则发现小睡可以帮助大脑更好地评估对象以及在对象之间建立联系。他们向研究中的测试对象出示若干组对象，然后告知他们稍后将对其记忆这些对象的能力进行测试。其中一个小组有 90 分钟的休息时间，其间他们可以小睡一会儿，而其他小组则将这段时间用于观看一部电影。然后被试者回到测试房间，以为自己将要完成简单的记忆测试。但是研究者并没有测试他们死记硬背的配对技能，而是让他们描述每一对对象之间的关系。再一次，受试者的睡眠时间决定了其任务表现。

进入更深睡眠阶段的被试者展示出更好的灵活思考能力，这种认知技能可以让我们将旧的事实和信息应用于新情形。睡眠还可以帮助大脑辨认模式。在曼彻斯特大学（University of Manchester）教授西蒙·达兰特博士（Dr. Simon Durrant）进行的一项研究中，被试者听到一段旋律，稍后，这段旋律在一段更长的音乐中播放，被试者被要求对其进行辨认。如同纽约的研究人员进行的研究那样，被试者被分成了可以小睡和不能小睡的小组。小睡期间的深层、慢波睡眠时间则预示了被试者稍后的表现。在白天小睡中进入深层睡眠的被试者在辨认抽象模型的任务中比那些保持清醒的被试者进步更大。

相较未能进行小睡的被试者，被允许进行小睡的被试者完成迷宫的速度更快，面对令人不安的图像时也更少情绪化，并且能记住更多的单词。科学家现在认为，清除大脑中不必要的信息以及提升技能的过程在所有睡眠阶段中都在进行。休息时间越长，所带来的益处则成指数增长。

小睡甚至成为职场上的一种竞争优势。谷歌（Google）、耐克（Nike）、宝洁（Procter & Gamble）和思科（Cisco Systems）等公司都在它们的办公室中设置了专属睡眠区域。这么做是想让工程师和设计者能更快想出具有创意的点子，而不是一直保持清醒。机敏性解决方案（Alertness Solutions）之类的咨询公司的咨询员现在对公司管理者和员工进行睡眠重要性的教育，以及指导员工在工作时对疲劳水平进行管理，可以收取几千美元的酬劳。这一次的目标，不是关于员工安全，而是加速出产点子的过程。

在现在很多种工作中，睡更长时间不但被认为是产生创意想法的关键环节，同时也是拯救生命的切实方法。不需多少事故，我们即可意识到这一点。

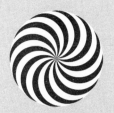

第七章

武器 "Z"

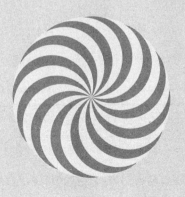

太阳从沙漠中落下以后，坦克的隆隆声逐渐变慢，然后停了下来。第二装甲骑兵团（Second Armored Cavalry Regiment）的士兵发现他们四周是一片一望无际的沙漠。此时是 1991 年 2 月 25 日，这场日后被称为"百时战争"（Hundred Hour War）的战斗已经进行了 50 个小时。在这短短的一段时间中，由美国领导的国际联合军队已经将伊拉克军队驱逐出了科威特，现在正对其穷追不舍。在阿拉伯沙漠中，伊拉克军队发现他们被困在缓慢而老旧的坦克中，这些坦克是萨达姆·侯赛因（Saddam Hussein）从苏联买来的。这次购买完成后不久，克里姆林宫（Kremlin）就发现这批坦克在射击精确性方面存在严重问题，因此对自己国内的海军装备进行了更新换代，但萨达姆明显没得到这种售后服务。很快伊拉克军队发现了这种苏联机器还存在另外一个令人不解的设计错误：当受到攻击时，这些坦克的炮塔会直接从坦克上分离，射入空中，联军把这种现象称为"易拉环"。在沙漠中，到处都是在沙子里冒烟燃烧的伊拉克坦克炮塔。

挺进南伊拉克之后，第二装甲骑兵团被告知停军等待。因为另一路联军分队比计划提前发动了进攻，与他们一同挺进意味着极有可能发生友军交火。坦克列成一队，在一片漆黑的沙漠夜晚中等待着，四周狂风暴雨肆虐。这是连续几天战斗之后，他们第一次真正的休息。在过去的五天中，士兵们平均每天只能睡不到 3 个小时。虽然如此，他们仍然要坚守岗位，头上戴着夜视镜，紧盯周围环境。一天早晨，夜视镜中第一次出现了一些物体光点。不知不觉中成为这些坦克炮手视野中光点的伊拉克军队并不知道他们碰上了一队能在黑暗中看清物体的美国武装军队。美国军队一旦确定了前方这些车辆属于敌方军队，立刻按照战争中所有坦克部队一条毫不含糊的箴言开始行动：挡我路者必死。

夜晚的天空中回荡着枪击声。在战斗过程中，位于军队阵列最右边的三辆坦克被迫脱离了大部队。它们采用了迂回战术，一会儿朝左，一会儿朝右，以重新在交锋中取得优势。突然，敌方的力量似乎翻了三倍。困于不利位置，美国坦克用 25 毫米口径的大炮进行一轮又一轮的射击。它们摧毁了前方的所有车辆，自身未受到任何打击。当交锋停止时，美国军队摧毁了所有伊拉克坦克，但他们自身也损失了两辆坦克。

　　稍后，在指挥室，军队将领们感到很疑惑，伊拉克军队到底如何射中了更快、更强大、装备更优良技术的美国坦克的。在整个战争中，敌方军队只能摧毁大约十二分之一的美国坦克。但单在这场发生于雨夜的小规模战斗中，他们就损失了两辆。是因为倒霉吗？还是因为某些伊拉克军队装备着美国不知道的武器？一组调查人员检查了两辆布雷德利（Bradley）坦克的残骸，并同其操作士兵进行了谈话。这些士兵由于身上穿了可以经受 2 000℃超高温的阻燃服得以幸存。仔细筛选检查烧焦的坦克，调查人员很快发现了答案：反坦克炮弹的弹壳只可能发射自美国军队，因此这两辆坦克是被误射击中摧毁的。

　　这种情形在沙漠中一再上演。在海湾战争（Gulf War）中，美国四分之一的战争伤亡源于自身误射。在战争结束后不久，一组军队心理学家开始对士兵为什么总是会攻击错误的目标进行调查。友军交火看起来像小儿麻痹症和天花一样，应该早就通过技术进步和训练被根除了。在海湾战争开战前几个月，坦克指挥官进行了好几百个小时的模拟演练。每辆坦克的操作士兵都配有激光制导传感器，可以通过车辆发出的热量对其进行甄别，而地面士兵背有 6 磅[①] 重的包裹，可以从轨道卫星中接收信息，从而在地图上精确定位附近的联军。笼罩于战争上空的不确定迷雾，即使不能全部消散，也应该显示出蒸发的迹象。但友军交火的频率并没像人们想象的那样大幅下降。

在战争中肯定发生了某些士兵始料未及的事情，从而导致了伤亡。研究人员对那些向己方军队开火以及被己方人员射击的士兵都进行了访问。他们仔细研究了训练手册，建立起复杂的时间线，精确到秒，可以详细说明误射在什么时间发生，以及当时士兵的大脑中在想些什么。他们将真实世界中的情形同实验研究中的结果相互对照，考虑了各种各样的因素，从反应时间到士气等。

经过所有这些深入挖掘，一项事实显露出来，一个无比明显又非常根本的结论：只是因为士兵们没有得到足够的睡眠。几百个小时的战前准备累积起来的技术和训练因战斗中的睡眠缺乏而无法在战场上发挥出来。睡眠不足的影响如此之大，竟然威胁到世界上超强大军事组织的正常运转。人体的基本需求，睡眠在大脑做出理性决策过程中所起到的关键

---

① 1 磅 ≈0.45 千克。

作用，打败了最顶尖的技术和硬件条件，这些条件本来应该可以让美国军队在同敌军的交锋中占据绝对优势。

军队中的男兵女兵满世界飞来飞去，什么都要做，除了睡眠。他们的生活以分为单位进行。在战场上，普通士兵无法决定自己什么时候起床，什么时候吃早饭，或者晚上什么时间睡觉。在和平时期，一个士兵晚上能睡6个小时就很幸运了，而这是大多数成年人保持大脑机敏所需睡眠时间的三分之二。青年人的身体——包括成千上万还未到合法饮酒年龄的年轻新兵——通常需要9个小时的睡眠才能充分恢复精力。

缺乏深入的睡眠，大脑就会从我们最重要的进化优势变成最大的弱点。例如，研究人员对从弗吉尼亚到新斯科舍进行常规巡航的美国海岸警卫队船只上的船员进行了一项研究，该研究发现，在14名船员中有12名在岗位上至少睡着过一次。当然我们不能把所有过错都归结于缺乏睡眠所导致的错误决策上，但这里有一个虽小却格外能说明情况的数据：1996年，在这段相对平静的时期，32起导致美国军用飞机坠毁的事故是由工作人员疲劳引起的，这其中包括3架F–14喷气战斗机，而每架F–14战斗机的价值为38万美元。

海湾战争结束12年后，美国坦克再次开进了南伊拉克的沙漠中，这次它们的目标是全程挺进巴格达。为了确保伊拉克自由行动（Operation Iraqi Freedom）的成功，军事指挥家们计算了每支部队需要多少燃料、食物和弹药。然而，睡眠并未被认为是必需品之一。战争日趋临近，军队中全都是每天晚上只能睡两个小时的士兵。从科威特边界向北挺进的过程中止了好几次，全都是因为坦克和运输车的驾驶士兵打盹睡着，导致开出路界。睡眠缺乏"是我们最大的敌人"，一个海军上校在某次战争间歇中如此说道，"会让简单的任务变得困难"。

然而，军官们依旧强迫他们的士兵在没有睡觉的情况下上战场，执意用疲劳累积带来的危害抵消速度和机动性所带来的战略优势。指挥系统越往上层，睡眠缺乏情况就越严重。在战争第一阶段，很多军官连续48小时不睡觉，而他们即使去睡，也不过是每次躺下打一个20分钟的小盹。一个指挥官说自己在好几天总共只睡了两个小时的情况下，仍旧能正常工作，因为他极度恐惧把事情搞砸。

但是恐惧失败只能让你坚持到这一步。由于普遍的睡眠缺乏，军队中的大多数士兵只好依靠刺激物来保持清醒，其中最主要的就是咖啡因。士兵们从新兵训练营开始就大量摄入这种物质。随着他们的等级越来越高，提神物也逐渐从红牛（Red Bull）、焦特（Jolt）和柠檬绿色的激浪（Mountain Dew）等高咖啡因、高糖分饮料升级到超咖啡因咖啡。游骑兵咖啡（Ranger Coffee）是其中一个非常受欢迎的牌子，它是将阿拉卡比咖啡豆同额外的液体咖啡混合。其效用非常强劲，每包上都印有警示标记，提醒心脏不好的人慎用。

咖啡因作为一种刺激物广受欢迎，因为其可以非常容易地跨越大脑和血液之间的障碍。一旦进入大脑，咖啡因可以阻止腺苷（adenosine）的吸收，这是一种会降低神经连接，让我们感到困倦的核苷酸（nucleotide）。结果就像向后行驶汽车，使里程表的数字降低一样。有研究实验显示，咖啡因可以帮助被剥夺睡眠的实验对象更好地辨别颜色、更快地根据意义排列单词，以及在黑暗中看得更清晰。咖啡因的效果如此强大，有些士兵为了在战场上保持清醒，会直接咀嚼冷冻咖啡渣。在20世纪90年代末，军事研究专家获得25万美元的经费研发咖啡因口香糖作为替代物。如果你非常急切地需要咖啡因，口香糖最为理想：它可以直接通过口腔内的组织消化刺激成分并刺激大脑，比药片或者一杯咖啡快五倍。在2001年入侵阿富汗的战争中，含有100毫克咖啡因的口香糖——稍高于星巴克一杯浓咖啡中咖啡因的含量——是士兵补给物中的标准配置。现在这些口香糖也在亚马逊上向普通民众出售，每包上都印有直接而不容置疑的标语：保持清醒，保持生命。

咖啡因不管用时，药物上场了。从第二次世界大战开始，战场上的士兵就开始使用安非他命（amphetamines）。军队禁止大多数士兵在没有医生处方的情况下使用该药物——其药效非常迅速——但在某些职业中其使用却非常普遍。例如，飞行员在执行夜间任务之前一般都会服用橘黄色的安非他命，有时在驾驶舱时还会再服用一次。但其所带来的精力充沛感要付出一定的代价。一旦药效减退，进入深层睡眠会更加困难，除此之外，服用安非他命还会导致攻击性增强和偏执妄想。在2001年的一次事故中，两名美国飞行员朝正在阿富汗偏远地区进行实战演练的加拿大精英作战部队投掷了一枚炸弹，造成四人死亡，安非他命被认为是其中一个影响因素。

莫达非尼（modafinil）在美国被宣传为"不夜神"（Provigil），在加拿大被宣传为"清醒剂"（Alertec），是在士兵药箱中发现的一种最新药物。虽然科学家并不能确定这种药物到底如何作用于大脑，但其似乎可以增加脑干中的血清素（serotonin）水平。曾有服用这种药物的人称自己可以连续保持清醒30个小时，而未出现明显的机能下降。但有证据显示，这种药物的危险在于它使服用者意识不到睡眠不足的影响。有研究实验发现，被剥夺了睡眠的士兵在服用莫达非尼几个小时后，会对其能力过度自信。这种自信心爆棚的感觉会让他们轻率地进行冒险，而在正常情况下他们会避免这些冒险活动。

然而，这其中也有一些有趣之处。在某项顶尖军事研究中，军队心理学家决定对使用兴奋剂是否会影响感知和欣赏幽默的能力进行测试。理解一个笑话比表面看起来要难得多。看到或者听到某个东西并且意识到其好笑之处，在这几毫秒的过程中，大脑要经历一系列更加高级复杂的思考形式，比如识别模式、理解抽象概念以及欣赏逻辑漏洞。在该实验中，实验对象被要求保持清醒 46 个小时，然后研究人员向他们展示一系列卡通画和热点新闻，这是由宾夕法尼亚大学开发的"幽默欣赏测试"中的一部分。服用莫达非尼的实验对象比服用咖啡的实验对象得分高出很多，表明这种药物改善了他们的认知能力。

至今人们没有发现有一种药物或者疗程能够复制或取代睡眠的益处，也不可能存在。美国国防部高级研究计划局（DARPA）是发明了互联网和隐形轰炸机的一个国防部分支机构，在进行了多次尝试之后，2007 年该机构也得出了同样的结论。它的目标是开发某种方法，让士兵 100 个小时不睡觉仍然能够执行一些常见任务。军队投入了几百万美元的经费，以试验是否能够让人类大脑每次只有一半入睡，也就是说让人类像海豚一样睡觉。但所有这些实验都没有成功。从睡眠缺乏中恢复过来的唯一办法就是睡更多。

占领伊拉克的战争促使军队重新审视其对待睡眠的方式。对于做出这种改变的原因，官方解释是军队需要征召足够多的士兵，以满足两次战争的需要。在新军训练营，教练被要求不要再成天朝新兵大吼大叫训话，而是用更多的时间同他们谈心，谈论他们的个人目标。在食堂，士兵们突然发现每餐之后增添了甜点。睡眠时间延长了一个多小时，每天晚上 9 点熄灯，早晨 5 点半起床。"这真的极大提升了士气。"一次一个教练这么说，"一个士兵的快乐程度同其睡眠时间是直接正相关的。"

但额外的睡眠不仅仅是舒适度的问题。虽然科技在战争中赋予美国军队明显的优势，但军队还无法重新设计人类的身体。我们的大脑同技术的进步速度并不一致，这意味着一艘核潜艇上的电脑所接受的命令来自一个大脑适用于打猎和采集的士兵。当早期的人类未能得到足够的睡眠时，最大的风险是他的猎物会跑掉，他不得不两手空空地回家。而现在，士兵动动手指即可操纵各种武器，而这些武器简直可以毁灭整个世界，风险大大增强了。即使一个训练有素的士兵也有可能犯错，为了降低这种风险，军队需要明白睡眠到底是如何同能力相互作用的，以得出一个合理的结论。

如果有人问你为什么决定做某事——比如：今天穿绿色衬衫，而不是蓝色；成为一个会计而非水手；同你的大学恋人结婚而不是同在巴塞罗那咖啡馆遇见的一个舞者——那么你或许会给出一个结合情感和理智因素的答案。但很长一段时间以来，这种决策的双重轨道让科学家们感到大惑不解，他们一直试图发现，在数不清的选择项中我们到底为什么选择了某一件事情。柏拉图是最初对大脑如何做出决定进行研究的人之一，他将大脑的理智部分比作马车的驾驶者，而将我们所经历的情感冲动比作拉马车的马。当冲动的情感同大脑相互冲突时，驾驶者有责任控制它们，并提供正确的方向。"如果产生秩序和智慧的大脑更优秀部分占据上风，"他写道，"那么我们就可以过一种快乐且和谐的生活，成为自我的主人。"而如果让你的情感占据一切，结果就是沦落到"跟下层世界的那些傻瓜一样"。

大脑被分成情感和理智两个部分的观念在西方文化中根深蒂固。从笛卡儿开始，哲学家们开始注意到理智和情感之间的斗争，并且设想了一个逻辑使我们免于痛苦的世界。虽然这种哲学思想对于我们应该如何思考不无裨益，但存在两个问题。第一个问题是大脑的马车驾驶者似乎并不尽善尽美，因为人类未进化成一种冷酷的逻辑物种。人们继续做出并不完全理智的选择，让我们跟脾气暴躁的柯克斯船长（Captain Kirks）更为接近，而非情感疏离的斯波克。显然，在做决定的过程中，情感应该也发挥了某种作用，否则我们不会一次又一次地求助于它们。第二个问题是，关于大脑如何平衡相互矛盾的冲动的假设想法并不能反映大脑的实际运作方式。

理智，连同穿衣服的本能倾向——是将我们同动物区分开来的标志——应该来自其他地方。科学家们开始寻找大脑中负责理性思考的区域。其中一名科学家的解决方法是，切掉猴子大脑的一部分，看接下来会发生什么。那些颞叶（temporal lobe）被切除的猴子看起来不再表露出恐惧或者愤怒等情感，而且会吃下任何放到它们嘴边的东西。通过这个实验，研究者们意识到大脑的某一小部分掌管着更高级的思考以及情绪管理，将其损坏或者移除会极大地改变大脑理解现实的方式。对于一个没有颞叶的猴子来说，所有的东西看起来都像一根香蕉。

大脑的构造原理最终变得清晰起来。接近大脑正中心一个叫作丘脑（thalamus）的豆状结构让我们意识到困倦，而跟其相邻的海马体负责监控饥饿感和饥渴感。耳朵附近一种叫作杏仁体（amygdala）的组织，由一群杏仁大小的神经元聚集而成，部分负责记忆的形成，尤其是那些由情感经历产生的记忆。附近的脑垂体（pituitary gland）和肾上腺皮质（adrenal cortex）会在我们感到恐惧时通过释放荷尔蒙发送紧急信号。

而负责管理所有这些发自大脑不同区域信息的则是一种叫前额叶（prefrontal cortex）的神经组织。类似于乐队的指挥，这个部分努力在大脑情感区域同负责高级思考的区域之间达成平衡。这种平衡的结果就是一个决定。前额叶在醒着的每一秒钟都在发挥作用，在超市指挥注意力，结算支票时保持注意力，以及抑制失望或者愤怒的外在迹象。它能够注意到模式，当某种新鲜的东西出现时，会对新信息如何同大脑的已知信息结合进行评估。前额叶负责做出的决定范围非常广泛，包括有意识的决定和无意识的决定，从认出朝汽车走来的人是你的哥哥，到投资凤凰城的某栋公寓是否是个好主意等。

这是一项非常繁重的工作，没有停工时间。同大脑其他部分不同，身体在放松的环境中休息时，前额叶并不能从中受益。即使是在阳光明媚的下午睡在吊床上，大脑的这个部分仍然处于持续警觉状态，以确保你不会翻倒过来或者弄洒饮料。虽然科学家仍然不知道这一切是如何进行的，但好像在我们进行深层睡眠时，前额叶会进行休整，以应对第二天的工作。

1999 年，位于伦敦远郊的拉夫伯勒大学（Loughborough University）的两名教授，伊冯娜·哈里森（Yvonne Harrison）和詹姆斯·霍恩（James Horne），决定对睡眠剥夺如何影响大脑应对变化情形进行研究。他们开发了一种电脑游戏，可以模拟真实商业世界的起伏变化，并且征集了一些工商管理专业的学生作为实验对象。正如他们在未来职业中要做的那样，每个学生都被要求促进一种假想产品的销售，直到占领市场并产生利润。但这些学生不知道的是，在游戏过程中，一旦更多的竞争者开始售卖类似产品，假想市场的波动规律将会中途发生变化。结果就是突然之间，原本有效的策略此时会开始让销售直线下降。只有那些意识到需要改变策略的学生才能生存下来。

哈里森和霍恩将这些学生分成两组。第一小组的学生可以想睡多久睡多久，而第二小组学生的睡眠时间则会受到限制。在新竞争者第一次进入假想市场中时，那些睡眠良好的学生发现他们的销售开始下滑，但大多数人都能够很快恢复，并且进行适应调整。但对应的另一小组的表现却不尽如人意。36 个小时之后，那些睡眠被剥夺的学生开始不能应对游戏中的隐蔽变化。他们仍然继续依靠之前起作用的策略，并没有意识到这些举动现在会剧烈突破他们的最后防线。很快，每个人都以破产告终。由于没有睡觉，他们的大脑似乎失去了考虑任何替代策略的能力，逻辑变得僵化。就好像大脑的指挥家忘记了这是一部交响乐，将所有注意力都放在双簧管上，丝毫没注意到其他地方出了差错。稍后进行的大脑扫描显示，仅仅 24 个小时没有睡觉，前额叶释放神经元的速度就会开始减缓，使大脑很难进行完整的思考，或用一种新的方式看待问题。

睡眠剥夺使前额叶不能有效意识到进入大脑的新信息意义，这会在制定商业策略时产生问题。然而，有时新信息会以 8 艘日本战舰的形式出现。这正是 1942 年 8 月 9 日刚过午夜时发生的情形，当时联军正在进行第二次世界大战太平洋战场上的第一次主要进攻战。80 多艘进攻战舰来到瓜达尔卡纳尔岛（Guadalcanal），这个小岛位于澳大利亚国土东北方向 1 000 英里处，是一块突出来的战略要地。海军陆战队前一天来到小岛进行保卫，战舰上的海员则时刻处于警戒状态，提防日军进行反击。值班士兵执行防空警备任务——这是一种仅次于全面战斗的警戒级别——已连续进行了三天。因此他们全都筋疲力尽、饥饿不堪、睡眠严重不足。

进攻发生于凌晨刚过一点的时候。当时日军战舰朝停靠于萨沃岛（Savo Island）附近的美军舰队驶来，该岛距瓜达尔卡纳尔岛大约12英里远。攻击舰队迎头冲向帕特森号（USS Patterson）航空母舰，后者用无线电波发送了敌军舰队正在接近不远处两艘重型巡洋舰文森号（USS Vincennes）和昆西号（USS Quincy）的报告，帕特森号的船长将船只调至恰当位置，然后下令发射鱼雷，但下层的船员并没有及时做出回应。日本舰队加快了行驶速度，并且分成两组。12分钟后，其中一部分战舰将文森号和昆西号打了个措手不及，虽然它们从帕特森号收到了进攻警告。与此同时，一组日本舰队突袭了另一艘重型巡洋舰阿斯托利亚号（USS Astoria）。该船舰的船长被警报声和大炮声从睡梦中惊醒过来，迷迷糊糊中仍然认为攻击只会来自空中，并命令手下停止开炮，因为担心他们射击的是联军战舰。这一决定造成了巨大的人员伤亡。

日军舰队继续发动攻击，很快击沉了这艘战舰。在这场夜间战斗中，联军共损失了 4 艘战舰，1 000 多名士兵丧生，700 多人受伤。这是令美国海军感到最为难堪的一场败仗之一，成为当时的一个丑闻。军事指挥家和政治家想要知道日军怎么可能如此轻而易举地击沉这么多联军战舰。当得知自己在一份毫无掩饰的海军报告中将被点名批评时，其中一艘损坏战舰的船长选择了自杀。

50 年后，一个名为妮塔·刘易斯·沙特克（Nita Lewis Shattuck）的海军心理医生偶然看到了一份关于这场战斗的描述文件。作为一名专业的军事研究者，刘易斯长期以来一直研究人类行为和船舰布局或者工作站设计对压力环境下士兵完成任务能力的影响。当然，自从第二次世界大战以来，船舰已经进行了升级换代，但她希望能找到一些线索，例如是否是每艘战舰的布局导致了这场战败。只阅读了十几页，她就意识到在那晚的太平洋战争中，睡眠起了关键作用。连续多日的作战以及时刻处于备战状态导致士兵睡眠极度缺乏，船舰上的海军无法对预料形式之外的攻击做出正确反应。他们的大脑无法将认知框架从巡视空中转移到巡逻周围水域，因此对清晰出现在其视野中的敌方舰队视而不见，因为他们的大脑被禁锢在更大的危险是敌机这种想法上。对于一味准备应对空中袭击且劳累过度的大脑来说，出现在海上的任何船只——甚至是朝己方舰队开火的船只——都不可能是敌军。正如那些破产的工商管理专业学生，这些士兵显露出的迹象表明，大脑前额叶筋疲力尽，无法对已发生变化的情境做出回应。

睡眠在大脑适应新情境的过程中所起到的作用在被完全理解之前，就有实验研究注意到了这一点。早在1959年，美国军方注意到睡眠缺乏会严重损害进行常规训练的军队的纪律性。让一组士兵几天未睡之后，一个军事研究员像一个失望的父母一样注意到："几个参与者会出现眼花、傻笑的现象，就像稀里糊涂的醉汉一样，他们的行为开始变得不受约束。"

在20世纪80年代初，军方开始研究睡眠缺乏是如何影响具体任务的。对于想要赢得战争的军队来说，研究结果着实让人苦恼。一天半没有睡觉之后，空军轰炸机飞行员的语言模式开始发生变化，咬字不够清晰，说话声音不够大，同机工作人员常常无法理解。而能够表明一件事比较重要的非语言线索——例如，当飞机距离某座山过近时提高声音——从他们的语言中消失了。在另一项模拟研究中，研究者将若干组士兵分隔到不同的房间中，相互之间通过无线电进行联系。其中一个士兵会得到一张没有任何特征的地图，上面只画有一条路线和一个目的地，而他同伴的地图上只有基本的地标，却没有任何目的地。如果要到达某个地点，两个人就需要共同合作。那些睡眠良好的士兵组成的小组可以顺利完成任务，那些工作48个小时而未能睡觉的士兵的表现则是另外一回事了。缺乏睡眠降低了他们的沟通能力，完全无法进行任何自然对话——那种你一言我一语的交流，让每个人的注意力都集中在同样目标上的对话。极少有缺乏睡眠的士兵小组能够完整拼出地图，而睡眠良好的士兵则能非常轻松地完成这些基本的沟通任务。在另一项研究中出现了同样的问题，该研究跟踪了一群在模拟战争中睡眠被严重削减的士兵的表现。筋疲力尽之中，他们会忘记完成一些关键任务，例如用新信息更新地图，完成单调却非常重要的事务。随着模拟战争的进行，各种问题逐渐恶化。

　　在上面提到的每种情况中，前额叶——大脑中唯一能够对思考方式进行思考的区域——丧失了最重要的自我评估功能，无法辨别某种行为是有助于解决问题还是会使其恶化。没有睡眠，大脑协同良好的运行机制从一个乐队退化成一屋子毫无目的同时演奏的乐手。在一份警告睡眠缺乏将会导致任务失败的报告中，军事研究员刘易斯·沙特克指出："士兵在疲劳状态下进行理性思考的能力对于战斗力有非常重要的影响……在战争中，士兵需要尽其所能地完成任务，但是由于人体生理的客观条件，以及睡眠中断导致的疲劳，士兵此时即使发挥出最佳状态仍然不足以应对战争。如果一组执行关键任务的士兵，全部处于睡眠极度缺乏的状态中，其最终结果将可能是灾难性的。"

军事灾难可能有多种不同的形式。随着战争性质的改变——第二次世界大战中，纷繁复杂的国家军队之间进行的规模浩大的战斗，现在已被阿富汗山区中挨家挨户地搜查地方武装人员所代替——每个士兵所做出的决策，其影响将扩大到战场以外。

2007年的最初几个月，美国占领了巴格达，其地区形势仍然非常不稳定。3月的一个晚上，第172步兵团的一组美国士兵开车穿越巴格达的街道时遭受了袭击。他们开枪进行反击，并最终将四个人逼到了一个仓库中。在那里，他们发现了一个武器库，包括几挺机关枪、手榴弹，还有一支狙击步枪。他们逮捕了那四人，并押送上车，准备将其送往美军控制下的一个临时监狱中。几分钟后，无线电中传来他们上司的声音。上司告诉他们，由于证据不足，无法将这几个人扣押，因此命令他们将其释放。

但这几名美国士兵没这么做。几天以前，一个路边炸弹曾杀死了这个部队中的两名士兵。他们冒着生命危险把这些叛乱分子抓获，结果却被告知要将其释放，他们无法接受这个事实。三名军官——包括军医——决定将抓获的几人带到一个沟渠中，该沟渠穿过城镇偏远地区的一片工业区。到了那里，他们命令这几个眼睛被蒙上、手臂被绑在后面的人在汽车后面站成一排。然后几名美军士兵拿出他们9毫米口径的手枪，在每个人的后脑勺上射了一枪。他们将几人的尸体扔到沟渠里，然后开车离开。

两年之后，在德国的一个军事法庭上，那天晚上巡逻的几名美军士兵被控涉嫌谋杀。每个人都对枪击俘虏供认不讳，但他们却声称自己无罪。其辩护律师说，由于严重缺乏睡眠，他们当时无法做出理智的决定。其中一名辩护律师说，这些士兵的行为虽然令人遗憾，却是战争中的普遍现象，"由于睡眠被剥夺，并且缺乏战争后援，这些在战场上崩溃的优秀士兵将要在监狱中度过漫长的时间"。一名军队心理医生同样证实，睡眠缺乏可能对此次枪击事件有一定影响。但这些还不够。四名士兵全部被判有罪，将在美国的军事监狱中服刑20年。

从某种意义上来说，这次枪击事件可以看作前额叶无法正常运作导致的后果。正如在军方研究中，被剥夺睡眠的参与者变得好像喝醉了似的，这些士兵的情绪和冲动无法被理智的力量所控制。原本被正常运转的大脑所压抑的力量此时冲破阻碍，然后发展为恶劣的举动。被认为是敌人的人却要被释放，士兵们无法接受这样的事实，因此当场将其处决。将我们同动物区别开来的理性决策能力此时溃散为暴怒。在一场依靠赢取当地民心取胜的战争中，缺乏睡眠的士兵使美军看起来像是滥用武力的军阀。这一切必须做出改变。

在华盛顿一个炎热、潮湿的天气中——正是这种天气让一些当地居民认为这个城市建立于沼泽之上——我在机场租了一辆丰田汽车，朝高速公路方向驶去。我正在赶往沃尔特·里德陆军研究所（Walter Reed Army Institute of Research）的路上，这个国防部的分支机构致力于测试人体的局限。我在环城快道上慢吞吞行驶了一段时间，很快来到了马里兰州银泉市（Silver Spring, Maryland）的一条小街上，两旁是些零售商场，还有一个叫作"反情报"的厨具商店。很快，军事基地周围的红色砖墙映入视野之中。微微闪光的玻璃塔形建筑，使其看起来更像一个大公司所在地，而不像一排排营房的地址。

我来这里是为了拜访托马斯·巴尔金教授，他是一名平民科学家，过去25年来一直为军方工作，现在是陆军研究所行为生物学部门的带头人。跟我见面前的几个星期，他去了一趟欧洲，为北约组织（NATO）的高级官员做了一场陈述，关于在 21 世纪如何让士兵做好战争准备。通过这场以及其他的陈述，巴尔金教授力图说服战争指挥家相信，未来战争的成功取决于认识到人类身体的固有弱点，而这些弱点将会影响士兵做出明智决策的能力。而对睡眠和疲劳的管理更是他陈述的重中之重。

"睡眠实验室并不那么有趣。"巴尔金边带领我参观房间边说，他曾引导上百名参与者进入这些房间，进行睡眠剥夺的研究。政府发放的蓝色沙发，一台小电视，一个装满电脑游戏的书架，这些房间看起来像是一些大学宿舍的套间。我们进入一间几乎不能同时容纳四个人的小办公室，巴尔金坐到桌子后面，点击几下鼠标，在电脑上打开一个图表，上面有一条骤然下降的红线。"看到这条线了吗？"他用左手指着，对我说，"这条线代表着伊拉克境内士兵和平民发生冲突的报告数量。报告显示，每晚睡眠不足四小时的士兵中有 20% 曾同平民发生冲突，继续往下看，你会发现在每晚睡八个小时的士兵中这一比例仅为 4%。"

睡眠缺乏是疲劳和抑郁恶性循环的一个潜在因素，巴尔金解释说。一个脾气暴躁、筋疲力尽的士兵更难控制自己的情绪，因此更容易同平民产生冲突。而反过来，这些平民更容易对美国军队以及他们驻守在自己的国家产生消极看法。有些人会通过骚扰美国军队来发泄不满，这样的举动当然又会导致更多的士兵睡眠不足。这种恶性循环具有自身导致和可预防两种属性。迫使士兵持续睡眠不足不但不能保卫这个地区，反倒会对成功完成任务造成阻碍。

睡眠缺乏一直都是战争的一个组成部分，但其影响现在越来越大，因为相对于上一代，当今军队对士兵的要求更多。表面看起来，这似乎说不通，很多以前由人完成的工作，现在通过技术实现了自动化。但机器工作的条件是人类操作者——坐在椅子上指挥整个任务的男人或女人——能够做出一个又一个的明智决策。现在军队不是要求士兵的身体过度负荷，而是让他们的大脑过度工作。例如，一种新型的海军驱逐舰将船上的士兵数量由300人削减至不到100人，虽然只剩下三分之一的人员，但新型船舰的功能更加广泛。不过如果衡量标准是船上的每个人员为了驱逐舰正常运行而必须做出的决定，科技增加了人类的责任。这意味着一个缺乏睡眠的士兵所犯的错误将会影响整艘船舰，因为后援支持极少。而与此同时，在伊拉克或阿富汗等地巡逻的军队，在试图分辨平民和潜在恐怖袭击者时，必须做出数不清的选择。"巡逻士兵必须时时刻刻监视整个环境，寻找各种潜在危险迹象。"包尔金说，"如果缺乏睡眠，士兵就很难注意到这些迹象，或者发现得相当慢。"

为了解决这个问题，包尔金意识到军队需要一种方法，像做其他事情那样，尽可能精确地衡量睡眠或为其做准备。但不像血液里的酒精，疲劳并没有一种绝对的生理标记，这让解决这一问题变得更加困难。人类一直以来都很难精确估算他们昨晚睡了多少个小时，使得大多数从士兵那里搜集来的数据并不可靠。更糟的是，同伴压力以及来自上级的要求，很可能迫使士兵多报告他们的睡眠时间，从而长时间无间隔工作，即使他们的精神状态会因此受到严重影响。"如果我们能够发现一种方法来衡量睡眠，将会对我们管理睡眠的能力产生革命性的影响。"他告诉我，"对于不能进行衡量的事物，就无法进行管理。"

包尔金转向了另一种也相当不错的方法：最初由空军开发、应用于飞行员的一个项目，飞行员是军队中对于每周工作时间有严格限制的少数几种职业之一。这种睡眠跟踪模型的前提非常简单：一个人保持清醒的时间越长，其胜任工作的能力就越低。通过实验研究，军方了解到，每保持清醒24 个小时，认知能力将下降四分之一左右。因此设定了一项政策，未能达到强制休息时间的飞行员被认为不适合进行飞行，目的是防止疲劳的飞行员做出威胁自身以及飞机安全的决定。包尔金意识到可以将飞行员使用的日程安排工具应用到陆军身上。毕竟，睡眠不足的伊拉克士兵极易同平民发生冲突，这会影响军方首要任务的成功。为了使其发挥效用，每个士兵在任何时间都要佩戴一个手表大小的睡眠监控器，叫作"腕式活动记录仪"（wrist activograph）。该监控器每分钟会对身体动作进行记录，以确定佩戴人员是处于睡眠状态还是清醒状态。

包尔金决定对他的理论进行测试，即睡眠时间可以预示一个士兵的表现。他来到一个军官训练学校，让一组学员生佩戴几天睡眠监控器。他定期将他们组织到一个房间中，对其进行测验。然后将他们的测验分数同睡眠监控系统的预期结果相比较。"那些平均睡眠时间最多的学员总是能得到比较高的测验分数，而那些睡眠时间较少的学员测验表现并不一致，有的成绩相当好，有的不及格或刚刚及格。"他在研究报告中总结道。在学校里，不一致的测验分数不过让人稍稍有些烦恼，意味着某个学员需要认真读书。但是在实战中，不一致或者糟糕的表现则可能付出生命代价。

这种监控器在 2020 年左右将有可能成为士兵装备的标

准配置，它向军事指挥家提供了大量的数据，用来预测士兵的表现。突然之间，一个指挥官点点鼠标，就可以知道部队里每个士兵睡了多少个小时——而且更进一步，知道他或她将有可能做出哪种决定。各种各样的任务表现，从同平民保持良好关系，到在战斗中改变作战策略，都可以根据睡眠时间建立模型，这种系统使得任务执行更有效率，同时也降低了士兵犯下影响巨大的错误的概率。

包尔金想象了这样一种场景，指挥官通过从每个士兵手腕上采集到的数据，可以知道由于缺乏睡眠，部队的决策能力将在四个小时后开始下降。根据战场上的需要，指挥官可以命令部队在进行巡逻之前小睡一会儿，或者向士兵发放咖啡因口香糖之类的提神物品。疲劳，这种长期以来一直被忽视的军队效率大敌，很快就可以像食品配给和子弹一样进行管理和量化了。在一份报告中，巴尔金预测，在未来的冲突中，友军交火事件的数量将会急剧下降，直至为零，皆是由于睡眠改善提升了决策能力。

对睡眠进行跟踪使得军队可以进一步提升其最核心资产——每个士兵的才智。军队大可不必筋疲力尽地追逐敌军，而是对睡眠进行管理，成为一个可以持续做出明智决策的组织，这种战场优势比技术优势更为重要。友军交火将可能成为过去，因为混乱和疲劳不再给敌人以可乘之机，导致不必要的伤亡。"睡眠一直是一种武器。"巴尔金在办公室对我说。现在，他说，美国军队将有能力对其进行控制，不同于历史上的任何组织。

然而，有时睡眠会把你的身体变成非你所愿的武器。至少这正是发生在肯·帕克斯（Ken Parks）身上的事情。在多伦多郊区的一个晚上，他无意之中彻底改变了我们对深层睡眠的看法，以及大脑在不同意识阶段进行转换的能力，而这些意识阶段之前并不为人们所知。并且还产生了一个极其让人困惑的问题，这个问题正在世界各地的法庭上被激烈讨论：当你在梦游时不小心杀死了一个人，你是一个杀人犯，还是只是一个旁观者，看着自己犯下严重错误，却无法进行控制？

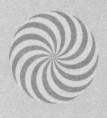

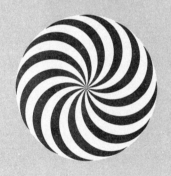

第八章

闯入黑夜之中

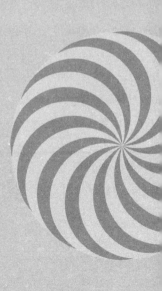

这个夜晚对于肯·帕克斯（Ken Parks）可不太好过。当他把自己6英尺5英寸高的身体塞进卧室沙发里时，他根本不可能想到自己即将拉开一个非同寻常的夜晚的帷幕，而这个夜晚将彻底颠覆我们对大脑能力的认知。当时，他脑子里想的只有自己如何被敲诈一空。他破产了，处于保释阶段，心里迫切渴望能有台时间机器，把过去12个月的生活一笔勾销。他的妻子甚至不让他进入他们的卧室。

但事情一开始并不是如此。虽然他高中阶段就辍学了，但他还是成功俘获了妻子卡伦——一个工程师的女儿——的芳心，婚后两人过着正常的中产阶级生活。他们在多伦多郊区安了家，并育有一个5个月大的女儿。直到他接触了赛马，一切都变了。一开始只是5美元的小赌注，慢慢变成45美元，他陷进去了，深信自己有发现冠军赛马的超能力。虽然事实证明并非如此，依旧于事无补。

在赛马场上，帕克斯那巨大的身形非常显眼，他一次又一次地下注，逐渐耗空了他们的银行存款。钱一旦花光，他觉得拿回来的唯一办法就是双倍下注。后来放高利贷的人拒绝再给他贷款，帕克斯便开始在工作中伪造采购清单，然后将款项转移到自己的银行账户中。在事件败露前他已挪用了3万美元。他被关进了监狱，并被控以欺诈罪，帕克斯打电话告诉卡伦自己不但弄丢了工作，而且他们的家庭也一无所有，只剩下一堆没用的赛马券。

得知自己的丈夫将家里的冰箱抵押给高利贷者去赛马，这样的情形足以让任何一个女人离婚，但卡伦非常坚韧，她让帕克斯发誓再也不赌，否则她就带着女儿离开。她还让帕克斯去她父母那里，请求他们的帮助，以脱离经济困境。帕克斯从自己的父母那里得不到多少支持，所以内心一直非常尊敬卡伦的家庭，而现在他们就要知道自己是一个失败者了。明天就要进行一场不愉快的谈话，帕克斯独自躺在这栋现在已无法负担的房子里，看着电视上的《周六夜现场》，两天的不眠不休之后，他努力让自己平静下来，好尽快入睡。

这是肯·帕克斯生活中最后的正常时刻。夜里的某个时间，他从沙发上起身，走出前门，走进他的汽车。接着他沿着一条繁忙的高速公路开了14英里，一直开到他岳父母家里。他停好车，从后备厢里拿出一根卸胎棒，然后用自己的那把钥匙进入了房子。

几小时以前，肯的岳父丹尼斯（Dennis）在他妻子芭芭拉（Barbara）身旁躺下入睡。但他突然惊醒了，惊恐地发现有一个强壮的男人正用双手紧紧掐着自己的脖子。"救命，波比！有人要掐死我！"他喘着粗气喊道。他绝望地踢着两条腿，很快就失去了意识。当他再次醒来后，不知道是什么时间，也不明白为什么自己脸朝下躺在床上的血泊之中，更不明白为什么卧室里有个警察。几步之外，他妻子的尸体正躺在浴室里。她被用刀捅了五次，头部遭到卸胎棒的打击。

差不多同一个时间，一个身形巨大的金发男人走进离这里几个街区远的警察局，眼神迷茫，浑身是血。坐在桌子旁的巡逻警官一看到他，马上打电话请求支援。这个男人似乎并没有注意到自己的双手伤得非常严重，每走一步，脚下就积出一摊血。"我刚刚杀死了两个人。我的上帝，我刚刚杀死了两个人。"他告诉警察。他低头看看，似乎此时才发现自己的身体受伤了，接着尖叫起来："我的手！"

警察快速帮他包扎了双手，并把他送进了救护车，此时他们才知道这个男人的名字。他平静地告诉他们，他叫肯·帕克斯。被问到他杀死了谁时，帕克斯回答："我的岳父和岳母。"他此时并不知道丹尼斯幸存了下来。然后一个警察问他用什么方式杀死了他们,是用枪打死了他们,还是用刀捅死的?听到"捅"这个词语,肯猛地抬起了头。"刀子在我的车里。"他气喘吁吁地说。

一个浑身是血的人走进警察局,坦诚自己杀死了两个人,而且还告诉调查人员哪里可以找到作案工具。很少有案子看起来这么容易破获。但当侦查人员开始梳理那天晚上发生的事情时,发现有些地方不太对劲。除了透露赌债的尴尬之外,帕克斯没有杀死他岳父母的动机。他知道自己和卡伦都不是两位老人生命保险的受益人,因此他们的死亡也不能解决他的经济难题。也没有迹象显示请求借债之后他曾在争论中发脾气。如果他有意去他们家行凶,他为什么从后备厢里拿的是一根卸胎棒,而不是旁边那把斧头?为什么一个杀人犯计划了一场作案,然后从犯罪现场直接开车去了警察局自首?而且,最让人头疼的是,为什么帕克斯什么都记不起来?帕克斯入院几个小时后,一名侦办人员走进他的病房,开始对他进行询问。帕克斯问他的岳父岳母是否死了。警察说其中一人死了。"我跟这个案件是否有关?"帕克斯问。这名警官真分辨不出帕克斯到底是精神不正常,还是演技高超。

在之后的审判中，某位在其领域深受尊重的医生证实，一个男人为什么会决定在一个无聊的星期六晚上走出家门，杀死他的岳母，并且差一点杀死岳父，对此有一个非常简单的解释：他在梦游。

确定某个人是否睡着只需要检查很少几个特征：眼睛闭上，呼吸放缓，对周围环境没有反应，或许还会伴有轻声说话或者踢腿，但绝对不会开车，更不会谋杀。但正如肯·帕克斯无意中所发现的那样，即使所有这些规则都不符合，依然可能处于睡眠状态。我们现在知道，大脑在夜里并不会真正停止工作。相反，在睡眠周期中，负责不同功能的大脑区域会在各种时刻开始运行或停止。就像一个24小时不停工的汽车厂，负责喷漆的工人在中午过来工作，而负责安装座位的员工则在晚上6点过来工作。如果有些事情碰巧改变了这些经过微妙调配的时间循环，就会发生奇怪的事情。

梦游是异态睡眠的各种情形中最广为人知的一种。异态睡眠包含一系列睡眠问题，原因是大脑的某一部分在不该运行的时候运行，或者次序完全被打乱。在大多数案例中，实际上就是某个人睡着了一半。当某个人梦游时，其大脑控制运动和空间感知的部分是醒着的，而负责意识的部分则仍然处于睡眠状态。这意味着一个梦游者能够睁着眼睛，对周围发生的事情做出反应，却没有任何有意识的思维或记忆。虽然直到 20 世纪 80 年代初，人们才充分理解了异态睡眠是一组失调症状，但奇怪的是莎士比亚对梦游中的麦克白夫人的描述却非常准确。在其中一个场景中，她在梦游中走进一个房间，那里有两个人正在谈话。"你看，她的眼睛是睁开的。"其中一人在麦克白夫人经过时说。"啊，但是它们的感觉却是关闭的。"另一个人回答道。

虽然并不清楚原因为何，但五分之一的人在一生中至少会发生一次梦游，不过大多数人到中学时就不再梦游了。虽然梦游中的孩子相当温和迷糊，但夜里因梦游走来走去的成年人会做出一些非常迅疾的动作，好像他们在忙着做什么事情。不过科学家目前无法解释导致这种差别的原因。

梦游并不是睡眠中发生的唯一一种复杂举动。患有异态睡眠症的人在睡着时可以进行许多基本的人类行为，包括谈话、吃饭、开车、手淫和做爱[①]。唯一的区别是他们对自己所做的一切毫无意识，就好像他们的身体在造反，决定不听大脑的指令自己做自己的事情。

---

① 有些患有睡眠性交症的人，正如该名字所显示的，相较清醒时，睡着时是个更好的爱人。一位医生告诉我："除非睡在你旁边的人不喜欢跟你做爱，这种情况才是一个问题。否则这既没有危害，也没什么不道德。"同一个医生还说，他认为对于这种失调症有个更好的名称来形容——睡眠高潮症。

在 20 世纪 80 年代初，位于明尼阿波利斯市（Minnea-polis）的明尼苏达地区睡眠失调中心（Minnesota Regional Sleep Disorders Center）的两名医生开始对在睡眠中伤害自己或者伴侣的病人进行记录。作为调查的一部分，马克·马霍瓦尔德（Mark Mahowald）医生和卡洛斯·申克医生（Dr. Carlos Schenck）决定让每个病人在医院的实验室至少睡上一晚，并进行录像。结果，他们发现了一扇通往奇异世界的窗户。一些性格温和的老年人在深夜仿佛变成了暴怒的水手，不停咒骂，对旁边的墙壁挥拳相向。其他病人则会突然坐起来，直勾勾盯着墙壁，然后一头撞向床头柜。至少有一人曾在熟睡中坐到床边，唱起流行小调来。

这似乎是男性特有的特征。一些病人的妻子会来抱怨说丈夫昨晚用肘部卡住自己的头或者试图掐死她们。因此最后这些夫妇通常会分房睡觉也不那么令人惊讶了。在医生进行的一系列访谈中，一名女士说她那平时脾气温和的丈夫会在半夜突然从床上起来，缩到房间角落里，像头野兽一样咆哮。而另一个女人说她丈夫睡着时总是毁坏家具。"他在我们卧室里打碎了那么多台灯。"她说，"我再也不想花钱买灯了，因为你知道买来就被他砸碎了。"其他有一些患有异态睡眠症的病人说他们曾经在睡着时从二楼窗户里冲出去。但通常这种事情只会发生一次：第一次之后，这些病人会在晚上把自己绑到床上，因为担心自己会不小心自杀。病人向医生讲述的故事还有很多，诸如走进一辆汽车，开了10英里，到达某个亲属家里，或者跑到大街上被狗追咬，还有的几乎用手把某个人的脖子拧断——这些全都发生在睡着的时候。根据这些以及其他一些案例，马霍瓦尔德和申克医生率先分辨并界定了我们现在所说的"暴力异态睡眠症"（violent parasomnias）。同梦游症一样，几乎所有这些异态睡眠症都是由大脑局部清醒造成的。

类似于金色头发或者高足弓，异态睡眠会在特定的家庭中发生。例如，我自己的梦游症就可能是一种遗传。我开始写作这本书时，父亲才告诉了我一些他在堪萨斯农场成长过程中所发生的梦游故事。不止一次，他对我说，他曾穿着睡衣在玉米地中醒来。

在帕克斯的家族几乎找不到多少正常的睡眠类型，或者干床单。帕克斯家族的男性都有令人尴尬的尿床习惯，一直持续到一二十岁，科学家将这种情况巧妙地命名为遗尿（enuresis）。医生将原因归结为深度睡眠时间过长。他们所有人在成年后都会梦游。帕克斯的祖父有个夜宵小怪癖，他常常梦游走到厨房，开始在炉灶上煎鸡蛋和洋葱，但做好之后什么都不会吃，就回到床上继续睡了。帕克斯也未能逃脱这些家族特性。11岁时的一次梦游，他试图从一个六层楼的窗户爬出去，多亏被他祖母及时发现。

异态睡眠，尤其是梦游，会由缺乏睡眠诱发。大脑努力弥补丢失的睡眠，就会在更深层的睡眠中停留更长时间，并且常常无法顺利过渡到下一个睡眠阶段。这些不顺畅的转换会导致古怪的行为。肯因忧虑自己的婚姻和欠债连续两个晚上无眠，因此使得梦游症一触即发。

帕克斯杀死了他岳母这一点毫无疑问。真正的问题是杀人的那天晚上他是否神志清楚。英国、加拿大和美国的法律系统全都传承自英国普通法（English Common Law），因此在很多领域都有重合之处。在每个国家，刑法都建立这样的观念之上：一个人若被判定对某项罪行负责，不但需要其实施了某种罪行，还要有犯罪意图，或者犯罪心理。这就是我们区别事故同犯罪的方法。当你在一条繁忙的街道上开车行驶，刹车突然失灵，结果你撞死了一个人，你并不会被控以谋杀罪名，虽然你对另一个人的死亡的确负有责任。（你是否早就知道自己的刹车有毛病是另外一个问题。）但是，如果你故意利用自己的汽车作为武器，故意杀人行为则同故意杀人动机对应起来。

考虑过错方精神状态的先例可以一直追溯到古巴比伦王国时期，当时故意触犯法律的人比那些仅仅犯有严重过错的人，会被用更加可怕的方式处死。在古希腊神话中，赫拉克勒斯在狂怒之中杀死了自己的孩子，但他获得了原谅，因为是赫拉使他在这段时间内陷入疯狂。赫拉既是宙斯的妻子，又是他的姐姐，很明显她在利用赫拉克勒斯的疯狂解决自己的问题。1843 年，精神病人对所犯罪行可以不用承担责任的观念被写入现在我们所说的《迈克纳顿条例》（M'Naghten rule）中，该条例命名自丹尼尔·迈克纳顿（Daniel M'Naghten）的案子，他是一名精神分裂症患者，在被迫害妄想症发作期间，枪击并杀害了当时英国总理大臣的秘书。他被判无罪后，民众中掀起轩然大波，甚至当时的英国女王维多利亚都表达了不满，使得上议院（House of Lords）通过法律，第一次对精神病人的辩护做出了限制。虽然经过了修正和改进，这条法律的基本宗旨仍然适用如下："若要以精神病症进行辩护，需要清晰地证明以下内容——在实施犯罪时，被指控的一方由于精神疾病理智出现严重缺陷，并不知道他所实施行为的性质和内容；或者即使他知晓这一点，却并不知道自己的行为是错误的。"

帕克斯案件的旁听者认为，如果肯确实是在梦游，那么按照精神错乱的定义，他就有可能被判无罪。但是仅仅以精神错乱进行辩护并不意味着一个被控有罪的人就可以被无罪释放。相反，很多人都被送进了精神病院，在那里度过余生，并且没有被释放的机会，跟在监狱一样痛苦。帕克斯拒绝声称自己是精神错乱，因为他认为这样说就意味着自己再也没有机会见到女儿了。

　　他的辩护律师需要使用另一种全新的辩护策略。梦游，她说，并不是一种大脑缺陷，而是一种正常的情形，此时大脑没有意识，身体却做出种种行为。因此，她辩称，帕克斯对于并非出于自己意愿的任何行为都不应承担责任，并且也不能根据这种普遍而暂时的状态认定其精神错乱。实际上，她试图说服陪审团同意，虽然帕克斯的身体进行了犯罪，但他的大脑是无罪的，同时也是完全理智的。这是加拿大历史上第一次有被告声称自己在睡着时杀死了人。

　　帕克斯的辩护律师请麦吉尔大学（McGill University）的神经科副教授罗杰·J. 布劳顿（Roger J. Broughton）为其辩护提供支持。布劳顿几年前曾在《科学》杂志上发表了一篇影响很大的文章，该文章指出，跟很多年来弗洛伊德学派的看法相反——在睡梦中活动的人是在将受阻的情感伤痛付诸行动——诸如梦游或者呓语之类的失调症并不是由一个人的

精神状态引起的。实际上，认为梦游反映了情绪混乱的观点
要早于弗洛伊德。在一个反映时代想法的戏剧设置中，莎士
比亚暗示，是杀死其丈夫敌人的内疚感导致了麦克白夫人的
梦游。

布劳顿告诉陪审团，自帕克斯从沙发上起来，到他走进
警察局的这段时间，他极有可能处于深度睡眠中。这解释了
为什么他对此没有记忆，以及明显缺乏作案动机。布劳顿认
为，帕克斯开车到他岳父母家中时，是在将梦境付诸行动，
如果不是他基因中存在梦游症倾向，在正常运行的大脑中，
他接下来的一系列行动本来可以由荷尔蒙进行抑制。当他到
达岳父母家时，他岳母曾试着叫醒他，正是在此时他开始变
得狂暴。没有人知道为什么，布劳顿告诉法官，梦游症患者
常常在遇到对抗时出现具有进攻性的反应。

在审讯阶段，检察官质问如果帕克斯真的是在梦游，他
怎么可能能够安全驾驶 14 英里的路程，而且还顺利通过三个
红灯。因为他的眼睛是睁开的，布劳顿回答。他还称，一个
梦游的孩子都能进行复杂的举动，比如走下一层楼梯，而不
会摔倒或者碰伤自己。帕克斯那天晚上可以开车经过一条非
常熟悉的路线，而没有发生事故，因为从根本上来说他是在
自动驾驶。

或许是受到布劳顿辩护的影响，抑或是因为卡伦为帕克斯作证，仅仅审议了几个小时，陪审团就裁定对帕克斯的所有指控均不成立。虽然很明显他杀死了一个人，并差点杀死另一个人，但陪审团认为所有这些都不是出自他的意愿。并且还拟定了一个新的名目来涵盖帕克斯的这种行为——正式名称叫"非精神错乱无意识行为"（non-insane automatism），使他得以被无罪释放。

判决之后，大为失望的检察官进行了上诉，希望能够防止以后出现大量被告人声称自己同样是睡着时犯罪的情形。在听讯中，法官的疑问在于，帕克斯的梦游症是否严重到可以被称为一种疾病，就像精神分裂症，因此被包含在精神错乱的范围内。但是没有任何科学证据支持存在不同程度的梦游症，因此这种论证最终也不了了之。然后，他们又讨论了帕克斯是不是类似定时炸弹，还会再次在睡梦中杀人。但是再一次，没有任何医学记录表明曾经有过极端梦游症状的人会再次发作。在一份近乎恼怒的决定中，法庭最后裁决："这个案例极其复杂麻烦。所有事实都非常极端，因此让人难以置信一个人可以在毫无意识或者意志力的情况下，在这么长的时间内，能够完成这么明显的经过深思熟虑的行为。但是本法庭不能对陪审团裁决的智慧做出评判。"决定继续说，"当睡着时，没有人可以思考、记忆或者理解。医学专家也不明白这些功能在睡眠期间为什么不能正常运行，但它们在睡眠中无法发挥功用是被人们普遍接受的……如果被告的行为被证明并非自愿，那么他就是无罪的"。

在帕克斯被从法庭无罪释放的 20 年后，在新泽西州的一家酒店宴会大厅中，米歇尔·克拉默·博恩曼（Michel Cramer Bornemann）博士走上讲台，他身穿一件黑色衬衫，系着一条红色领带，一头黑发，皮肤苍白，轻松随意地好似面对一屋子约翰尼·卡什（Johnny Cash）的模仿者。在这个寒冷的十月清晨，几百名医生和医学研究者聚集到这里，聆听博恩曼博士进行这场会议的主旨演讲。克拉默·博恩曼博士是明尼苏达大学的神经科副教授，曾发表过数篇很有影响力的研究文章，但这只是他吸引这么多人的原因之一。是他的兼职让他不断收到来自世界各地律师和执法人员的电话，以及为科学期刊撰写文章的无数请求，最近在剑桥还专门为他举办了一场研讨会。

所有这些关注都是因为，他或许是世界上唯一一个专门调查人类在睡眠时犯罪这种古怪习性的医生。从某种程度上来说，他简直是肯·帕克斯所创造的那个合法医学世界的化身。他终生致力于研究各种梦游、睡眠驾驶和睡眠性交案例，皆因他认为这能让科学对意识世界有一个全面的了解。他是人类大脑的侦探，生活在另一个世界，在那个世界中，帕克斯的行为只是从某种角度来说才是古怪的。"实质上，我们正在发展并定义睡眠法医学的一个新领域。"他告诉听众。

这个领域的需求比人们预想的要大。甚至在肯·帕克斯之前，就有大量被控暴力犯罪的嫌犯声称自己犯罪时正在梦游，而倒霉的受害者被斧头砍中头部的案例，就至少有两起。但极少有案例能辩护成功。艾伯特·蒂雷尔（Albert Tirrell）是波士顿一名富裕的制鞋商的儿子，他被认为是第一个援引梦游症进行辩护并获得成功的人。当时是 1846 年，科学对于睡眠或者睡眠失调的性质还没有任何研究。蒂雷尔的辩护律师成功说服陪审团，他的委托人是在可怕的噩梦之中割穿了一个妓女的喉咙，并放火将她的妓院烧成平地。然而，律师并不擅长为他的通奸指控脱罪，因此蒂雷尔在某州监狱服了三年苦役。30 年后，一个苏格兰男人在睡着时杀死了自己年轻的儿子，而被判无罪，但是释放条件是他同意以后再也不与其他人在同一个房间睡觉。在之后的几十年的时间里，梦游案件在世界各地不时出现。

然后就出现了肯·帕克斯的判决。在他被判无罪后的 7 年时间中，仅加拿大一地，就有 5 起知名案件，被告声称自己犯罪时正在梦游。而在世界范围内，越来越多的睡眠暴力案件出现在法官面前。2009年，一名59岁的威尔士男子声称自己在房车里扼死妻子时正在睡觉，当时这对结婚40年的夫妻正一起外出度假，后来他被判无罪。正如帕克斯的案例，他的辩护律师声称，他并非精神错乱，因此不需要进精神病院。法官和陪审团同意了律师的看法。"你是一个正直的男人，也是一个尽责的丈夫。"法官在法庭上对他说，"我想，你对于那天晚上发生的事情肯定感到非常内疚。但在法律这里，你是无罪的。"

当然有些用梦游症辩护的人是在撒谎。但也有一些并未撒谎。这些案例正是克拉默·博恩曼所寻找的。虽然他也非常乐意帮助地方检察官辨别那些试图通过声称犯罪时正在睡觉以脱罪的说谎者，但他更感兴趣的是那些说实话的人，他们让他有机会记录睡眠中身体的奇怪能力。

没有人真正知道夜晚睡眠导致犯罪的发生频率，部分原因在于梦游者行为的性质。大脑并不能在清醒时构造一个计划，然后睡着时执行，也就是说在无数的睡眠犯罪中，并没有伯尼·麦道夫（Bernie Maddoff）或者约翰·迪林格（John Dillinger）之类的狡诈之徒。对他人造成伤害的梦游事故通常会呈现两个极端，皆不令人愉快。大多数案例中，在睡眠

中有暴力行为的人对在同一张床上睡觉的人是一种威胁。如
果一个女人同男友一同入睡时，挥动手肘，打破了男友的鼻
子，唯一知晓的可能只有帮他包扎的医生。因为没有报警记
录或者其他官方记录，根本无法得知这些夜晚暴力事件的发
生频率，除非有些案件被诉上法庭。发表在《外伤杂志：创
伤、感染和危症护理》（*Journal of Trauma, Injury, Infection
and Critical Care*）上的一项研究引用了 29 个导致梦游者或
者附近的人受伤的案例。"对于梦游症，家庭，甚至医学界
的容忍度非常高，似乎这种夜晚漫游对生命的潜在威胁并未
被充分认识。"其作者略带不解地指出。这种情形在快速眼
动睡眠障碍（REM sleep behavior disorder）案例中更为常
见，这是一种非常罕见的症状，通常发生于老年人。发作
时，大脑在快速眼动睡眠阶段并未像正常情形那样麻痹身
体，结果病人就会将梦境的内容付诸行动。患有这种病症
的病人妻子经常向睡眠医生讲述，她们的丈夫是如何在睡
着时用手肘卡住自己，或者进行其他一些更可怕的举动。

　　梦游的另一个极端就是克拉默·博恩曼调查的案例类
型，在这些案例中，被告声称他们进行一些暴力行为时正在
睡觉，这些行为从猥亵儿童到谋杀不一而足。确定某个人在
这些事件发生时是否在睡觉，意味着自由和死刑的区别。这

并不是全部。在一份发表于《法医科学期刊》(*Journal of Forensic Science*)的研究中，克拉默·博恩曼详细描述了各种案例，有的人从酒店屋顶上掉下来，有的人冲到车流中被汽车撞到，还有人拿起上了子弹的枪朝自己射击——所有这些人都在梦游。这些症状的正式名称是"异态睡眠伪自杀"（parasomnia pseudo-suicide）。确定这些案例是事故，而非有意为之，对于受害者的幸存家人将会产生非常深远的影响。认定梦游为事故原因还可以向不涵盖自杀的生命保险请求赔偿。

克拉默·博恩曼并不是一开始就打算成为睡眠犯罪领域的神探科伦坡（Columbo）的。从医学院毕业后不久，作为国家卫生院委任研究的一部分，他在明尼苏达大学开始对患有肌肉萎缩性侧索硬化症（amyotrophic lateral sclerosis）的病人进行研究，这种病症也叫作卢伽雷氏症（Lou Gehrig's disease）。在一项具有里程碑意义的临床试验中，他的研究小组发现，同这种疾病相联系的呼吸问题的第一个迹象出现在非快速眼动睡眠的后半阶段。因此当病人进入最深层次的睡眠时，他们的呼吸会变得更加困难。有了这种早期线索，如今医生可以在病人出现更严重症状之前向他们提供呼吸支持。"因为那次发现，我开始痴迷于睡眠领域，因此我转变了自己的研究方向，专注于研究睡眠。"他告诉我。

他选择了一个进行睡眠研究的最佳地点。他的办公室同马克·马霍瓦尔德和卡洛斯·申克医生的办公室在同一栋楼，只相隔几层，正是后二者的研究小组首次明确了异态睡眠，使得明尼苏达大学被称为世界上最前沿的睡眠研究中心。医院的睡眠实验室不断接到检察官的电话，咨询关于被告声称在睡眠时犯罪的问题，克拉默·博恩曼意识到这说明暴力异态睡眠比人们一开始认为的更加普遍。即使他研究的每个人都在说谎，他想，也能帮助他在如何识别谎言方面获得有益认识。他找到医院的董事会，不久之后，睡眠法医联合会（Sleep Forensics Associates）正式成立，成为神经科学系下面的一个部门。从那时起到现在，克拉默·博恩曼已调查了130多起案例。在几乎所有案例中，他都会搜寻大脑活动的迹象，以证明某种行为是自发性的，这也是自帕克斯案设立的标准。

虽然这听起来像那种侦探来案发现场，将枕头装起来留待采集指纹的情节，但睡眠法医学更多的是依靠证人证词，而非物证。根据一个嫌疑人做了什么，以及如何反应，克拉默·博恩曼医生可以推测出在某个时间大脑的哪个部分最有可能在运行。这可以帮助他确定某个人的行为是在梦游，还是由其他异态睡眠引起，比如有一些睡着的男人会在无意间攻击他们的妻子。他的目标是确定嫌疑人的大脑有多接近我们所认为的清醒状态。"我们正在开始明白，当我们从清醒状态转到睡眠状态时，可以将意识的多种组成部分进一步细分和区别。"

有一些线索可以说明在某个特定时刻，一个睡着的人大脑哪一部分受意识控制。其中最简单的，并且可以用肉眼看到的，就是肌肉紧张度（muscle tone），其绝不会存在于快速眼动睡眠阶段（患有快速眼动睡眠失调症的病人例外，但是他们的病症发作几乎都会在 15 分钟内结束。而梦游症患者，如果不受打扰，可以四处走动一个多小时。）克拉默·博恩曼最为关注的两个大脑区域，一个是网状激活系统（reticular activating system），位于头部和脊髓交界处；另一个是前额叶，位于额头后部，对于做出深思熟虑的决定至关重要。在深度睡眠的某些阶段，这两个大脑区域的功能会彻底停止。而这两个区域可以压抑冲动，感受疼痛。

这会导致某种形式的不幸。某个冬日的夜晚，明尼阿波利斯市的一个男人在床上醒了过来，非常不舒服地意识到床单湿了，尴尬于自己成年以后第一次尿床，他把被子往上拉了拉，却发现自己的双脚因冻伤都变黑了。他立刻叫醒了妻子，后者马上叫了一辆救护车。当医务人员把她丈夫用担架抬出去时，妻子发现有脚步从前门延伸出去，一直通向新积的雪。她追寻着这些脚印，经过三个街区，绕着他们的房子走了整整一圈。原来夜里睡着时，她丈夫赤脚在零下 20 摄氏度的温度下沿着遛狗的路线走了一遍，而他们的狗仍然暖暖和和地躺在自家窝里。

克拉默·博恩曼把这个故事作为他称为"分化过程"（process fractionalization）的一个例子，这是一种将睡眠中不同意识阶段进行分裂的过程。那个梦游者赤脚在雪地里行走的时候可以忍受寒冷，这表明他的大脑此时无法处理感觉输入，这是大脑网状激活系统的功能之一。直到梦游者回到床上，他脚上的雪开始融化，浸湿了床单。此时，这个人的大脑处于一个不同的意识阶段，因此他可以感觉到潮湿，并且苏醒过来。

而这同犯罪又有什么关联呢？例如，有证人作证，一个赤脚男人拿着一根棒球棒追赶自己，踩到一堆碎玻璃渣上，虽然明显受伤，却毫无反应。或者一个像肯·帕克斯这样的人，双手鲜血淋漓，却根本没有注意，直到血淌到警察桌子上才反应过来。因为这些人好像都感觉不到疼痛，所以在袭击发生的时候，控制意识的大脑区域不可能仍在运行。身体独立于大脑进行行动，使得这些事故属于非自主行为的范畴，而非犯罪。

像帕克斯这样作案时间持续很久的案例很罕见，甚至在睡眠犯罪的新领域内也是如此。克拉默·博恩曼更经常调查的是一些性侵犯案件，尤其是那些酒精导致的案件。在他研究的案例中，几乎有一半是一个男人晚上狂饮之后性侵了一个女人或者儿童。由于大量饮酒会导致非理性行为或神志不清，因此克拉默·博恩曼认为饮酒使得人们无法确定一个人到底是不是真的在梦游。没有任何科学证据支持，这类案件的被告大多只好尽量申辩轻一些的罪行。

虽然有科学研究的支持，但对于法律系统，克拉默·博恩曼没有同样的把握。法官和律师一般都会对一个神志正常的人会在睡眠中做出复杂暴力举动这种想法嗤之以鼻。虽然一个圣迭戈的渔民声称在睡梦中将女友捅死是因为梦见自己正在同鲨鱼搏斗，一个加利福尼亚的法官依旧判处他谋杀罪名成立，在判决时，这个有着酷炫名字"加里·费拉利"的法官说："所有这些什么梦游时杀死了人的说法……我觉得用一个最恰当的词来形容就是诡辩。"

法官将梦游症视为甜点抗辩[①]（Twinkie Defense）的最新形式，但克拉默·博恩曼认为这个问题要更加复杂深入。"我们的认识明显同法律系统相冲突。"某一天在调查案例间隙他这么对我说。对于审判的对立性质他有很深的怀疑，每一方各自付费请来自己的专家，提供支持己方立场的意见。对于他来说，法律不像科学那样充分。"在起诉方有一个医学专家，在辩护方也有一个医学专家。对于法官来说，他们具有同样的说服力。在科学和医学领域，我们不是两党制，而是以达成一致为目标的同行评议制度。"他说。"如果对于某个病人是否需要手术存在疑问，而手术过程存在风险，我们会怎么做呢？在医学领域，我们不会让两个外科医生坐下，然后讨论。我们会找个会议室，然后就病情和死亡风险开会。我们将医院里最优秀和聪明的医生聚集起来，然后从各种不同的角度对病例进行讨论和批评。科学不是处理绝对事实，而是处理可能性和或然性。"在非黑即白的法律系统中，克拉默·博恩曼医生希望能留有一定的灰色地带。

然而，他有时会作为检方或被告方的专家出庭作证，然后将所得到的酬劳捐献给大学医院，因为他希望自己能出一

---

① 甜点抗辩，尤指对谋杀事件在法庭上的狡辩，把被告的精神失常和越轨行为归因为吃快餐、炸土豆片和喝软饮料等糟糕饮食。

份力，使法律系统逐渐标准化其对待睡眠和意识的方式。"这
些案件可能是司法系统第一次对意识进行界定。而他们将来
也需要对其进行处理，否则将会产生各种不确定并不可预料
的结果。"他说，"帕克斯案是一个具有里程碑意义的案件，
但是在处理梦游案时，你仍然会在法庭上看到各种不一致
的判决。有时是无罪赦免，而有时在另外一个地方，律师会
说，'最好不要尝试进行无罪辩护'，然后会试图争取轻一些
的判决，如进入精神病院，或者进行认罪辩护。"他说。

这种情况经常发生在牵涉儿童的暴力案件中。在我们
谈话几个月前，他接到了一个律师的电话，该律师为设在
阿拉斯加的公共辩护律师办公室工作。他的委托人是一名
男子——几乎所有的睡眠犯罪案件都牵涉男性，虽然克拉
默·博恩曼也不知道为什么——同妻子住在拖车厂。这对夫
妇的睡眠作息被他们的宝宝无休止的哭闹折腾得乱七八糟，
连续好几个星期都睡不好觉，他们达成一个折中方案：一个
人整夜不睡，留在客厅里陪宝宝，另一个人则可以在他们的
卧室里睡上一个相对平静的觉。他们每晚轮流交换。

这个计划不错。然而，这个丈夫曾有梦游史。一天晚
上，当轮到他留守时，他在客厅里睡着了，宝宝躺在他胸口
上。夜里，他梦见一只野兽正在攻击自己，唯一摆脱这个猛

兽的方法就是咬它的头，将其从自己身上拉扯掉。当他醒来时，发现孩子正在咖啡桌下面，看起来没有受伤。他把婴儿抱了起来，放进摇篮，然后就上班去了。几个小时后，当他妻子醒来时，发现她的儿子头上有瘀青和咬伤的痕迹，于是立刻将其送到了急救室。医院的护士看到伤口不同寻常，就报了警。几个小时内，婴儿的父亲就被逮捕，并被指控儿童虐待罪。

克拉默·博恩曼同意帮公共辩护律师办公室检查这个案件。他仔细研究了婴儿的伤口，以及夫妇两人的陈述，最终做出结论，很有可能父亲是在暴力的梦境中不小心伤到了自己的儿子。但他同时也意识到，自己的意见在法庭上不会有多大影响。"检方背负极大压力，对于每一种儿童虐待或者性侵都要进行起诉定罪。想要某个检察官说，'梦游症，是很有可能的解释，根本不可能。"克拉默·博恩曼说。在这个案件中，审判前男子同意进行轻罪辩护。

或许因为他所研究的领域主要集中在大脑行为的外部界限上，克拉默·博恩曼同意想要绝对确定很难。"我永远不会真正知道那天晚上到底发生了什么。"他对我说，"我跟其他类型的法医调查者不同。我没有 DNA，也没有身体组织，没有任何形式的实物证据来证实。我有的只是行为模式，根据这些模式，我可以评估某个时间大脑的状态，并且推测一种可能性，假设人们都是诚实的。而在司法系统中，我们假设诚实或者伪证。这就是我们所能做的。"但即使这样，结果也可能不尽如人意。斯科特·法拉特（Scott Falater）是摩托罗拉（Motorola）公司一名43岁的软件工程师，同时还是一名教会活跃分子，1997年1月的一天晚上，他吃完晚餐，走进位于凤凰城郊区家里的工作室，准备继续完成一个非常紧迫的项目，如果这个项目失败，他的公司将会面临一轮裁员。正如其他在软件工程行业工作的人那样，法拉特不善社交，更喜欢同数字打交道。"他有些书呆子气。"他女儿后来说。工作对他的生活开始产生了影响：法拉特已经连续一周每天睡不到四个小时，并开始服用咖啡因药物来保持清醒。上床睡觉前，他妻子亚米拉（Yarmila）让他去修一修后院游泳池里的过滤器。晚上9点半左右，他对家人道过晚安，就去睡觉了。

大约一个小时之后，隔壁一个邻居听到从法拉特家里传出尖叫声。他从窗户往外观望，看到好像是一个女人的尸体正躺在他们家后院里。接着他看到斯科特·法拉特带上厚厚的帆布手套，走向那具尸体。法拉特将尸体拖拽到泳池边，将其滚到水里。这个邻居连忙跑去打电话报警。与此同时，法拉特把沾满血迹的衣服脱下来，放进一个塑料袋里，然后将袋子塞进家庭沃尔沃的轮胎里，包扎好手，换回睡衣。这就是稍后警察拿枪冲进他们家里时所看到的法拉特的样子。他立即被铐上手铐逮捕了，很快就被控以一级谋杀罪名。后来调查发现，在把妻子淹进水里之前，他用猎刀一共捅了她44刀。

你可以预见到事情的发展方向。法拉特声称自己杀人时正在梦游。他的辩护律师召集了许多证人作证，他根本没有杀人动机：斯科特和亚米拉很少吵架，他们的家庭也没有任何经济问题，没有证据表明两人谁有外遇。很多睡眠研究者作证支持法拉特，包括在肯·帕克斯案件中作证的两名专家。（但没有克拉默·博恩曼，当时他还没有建立自己的睡眠犯罪研究机构。）辩护律师称，这起事件明显是一个意外，检方需要证明法拉特没在梦游，案件才能成立。但是检方无法证明。"他们迫不及待地想把这个案子搞得满城风雨。"其中一名地区检察官对陪审员们说，"说实话，被告请来的那些睡眠研究专家的资历不过证明了他们的散漫和自以为是。"

陪审团审议了8个小时，然后宣布了结果：有罪。不过法拉特虽然面临死刑指控，他却被判终身监禁。2010年时，他在图森（Tucson）南部的一所监狱服刑，距离墨西哥边境只有几英里远，囚犯编号为148979。过去几年，他一直在监狱图书馆做助理和学术导师，其行为得到很高评价，他也继续坚持声称自己是无辜的。

设想一下，如果帕克斯和法拉特所言都是真的会怎么样？美国目前的法律系统对意识的看法是非有即无，梦游的结果要么是进精神病院，要么是死刑，或者完全自由。这些极端的选择引起了德博拉·登诺（Deborah Denno）的兴趣，她是纽约福特汉姆大学（Fordham University）的一名法律教授，在宾夕法尼亚大学罕有地同时取得法学博士和犯罪学博士两个学位。作为一名法律学者，她曾经撰写了许多影响巨大的法律评论文章，认为对于某些类型的罪行量刑过重。四名最高法院法官曾在判决中引用过她的著作。最近，她的兴趣转移到心理学和社会学领域的一些发现能否应用于刑法系统的改革上。在发表于某份期刊上名为《行为科学和法律》的文章中，她认为法庭对睡眠的看法已经过时，需要进行改革。

春季的一天，我来到曼哈顿上城区她的办公室同她会面。街对面，一群游人正聚集在林肯中心（Lincoln Center）等待观看《南太平洋》（South Pacific）的演出。我们会面前不久，她刚从东京返回，在日本一所一流法律学校中进行了演讲，主题是美国法律系统中的意识和有罪性。我们交谈时，她坐在椅子边上，一条 12 岁大的西施犬占据着椅子其余部分。"当处理意识问题时，法律过于狭窄，同时又过于宽泛。"她说。

法律系统建立在一致性的观念基础上：如果在一个司法管辖范围内，某种行为被认为是犯罪，那么在另外一个管辖范围内也会被认为是犯罪。但正如克拉默·博恩曼所指出的那样，睡眠犯罪并非如此。登诺发现有些法庭将梦游看作一种自主性行为，这意味着任何梦游中的暴力行为都会被认为是犯罪，被告应该因此受到惩罚。然而，其他一些法庭则将异态睡眠看作非自主性的，常常不经审讯就将犯人无罪释放，更别说审判了。在监狱和自由之间没有中间地带，也没有关于警察处理疑似梦游案件的频率记录。部分原因是，她说，自从 1950 年起，刑法就再没彻底更新过，当时对于意识的弗洛伊德式理解仍然具有相当大的影响力，而对于睡眠的科学理解仍处于初级阶段。甚至直到现在，法律仍将所有行为看作要么是自主性的，要么是非自主性的。在她对日本法律系学生的演讲中，登诺认为"这正是被告所面临的最不公平之处"。

她认为刑法需要在法庭系统中设定一个第三选择：半自

主性。"虽然作为一个呼吁减轻刑法的人，我有这种看法显得比较奇怪，但是我认为我们应该有一种选择，让更多的人伏法。"她告诉我。她举了肯·帕克斯的例子来解释自己的意思。"我不认为他应该被无罪释放。"她说，"他背景中的一些方面说明应该有另一种选择和方法，将其纳入刑法体系中。对帕克斯这样的人应该这么处理，'如果明年你进行药物治疗，并且没再惹麻烦，那我们就不会起诉这次的罪行'。"

按照登诺设想的系统，应该对每个梦游暴力案件进行记录。如果一个人没有采取措施，以保持自身情况正常——例如服用肌肉松弛剂氯硝西泮（clonazepam），疗效显示这种药物可以治疗患有快速眼动睡眠障碍的老年人①——那么他就应该对其在梦游中发生的一切负责。在这个系统中，梦游者会被看作装有子弹的武器：如果某个人未能负责地处理自身状况，他可被判处犯罪疏忽罪（criminal neglect）。这种改变能够让睡眠案件变得不那么反常，并且有助于建立一种公平可靠的标准，她说。而且还可以将夜晚暴力犯罪的睡眠案件从阴影中解放出来，向研究者提供睡眠犯罪领域极其缺乏的

---

① 虽然疗效显示这种药物可以减轻某些睡眠失调症状，在某些案例中甚至可以消除这些症状，但医生仍然在试图研究为什么这种药物能够影响大脑的睡眠周期。"我们不知道为什么这种药物会有效，以及是如何产生疗效的。"马霍瓦尔德医生说。

一种东西：数据。"如果有人问我，有多少梦游症患者曾和刑法体系打过交道，恐怕没人能回答这个问题。"登诺告诉我，"除非是杀人犯，才会在法庭上看到他们。否则，他们都被系统筛选掉了。"

除非有某种系统可以跟踪正在梦游的身体的犯罪频率，否则我们只能面对这样的事实，像肯·帕克斯这样的案例，可能比科学家或律师意识到的更多。如果你喜欢打赌，很可能你家里梦游的那个人不会在半夜做出危险的事情，顶多是自己撞到墙上。但即使概率再小，事情有时候也会发生。

关于肯·帕克斯，他的生活一直继续，再没发生其他梦游案件被起诉到法庭。但生活也没那么轻松。被无罪释放后不久他就同卡伦离婚了。从那时起，他就基本上从公众视野中消失了，或许是因为受够了媒体的报道，我用尽各种办法也未能在多伦多发现他的踪影。不过，如果当地报纸的报道可信，他依旧住在那里，并且有了5个孩子。在2006年，他还参加了当地学校董事会的竞选，但竞选并不顺利。"梦游或许是医学上的问题（从而可以被原谅），但挪用公款不是。"当被问到为什么没投票给帕克斯时，一名当地居民这么回答。

帕克斯证明了生活中总有一些事情不会随着时间流逝而慢慢为人们所淡忘。

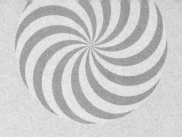
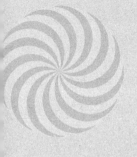
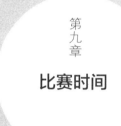

第九章

比赛时间

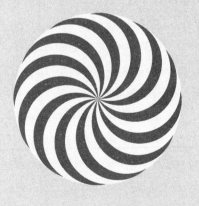

想象一下这样的情形，此时你正身处拉斯维加斯的赌场，已经来了好几天，输了很多钱，睡得很少，最近不得不艰难承认，你并不像自己认为的那样擅长扑克。因此现在是时候寻找另一种赌博，其中奖率会像一个喝醉的酒保那样，摇摇晃晃朝你这边倾斜。

　　给你一个提示：试着去体育彩票店看看。在这些黑漆漆洞穴般的房间里，通常会有一群男人挤在小小的显示器前，脸上的表情迫切而专注，让人们以为他们正在进行一些极其重要的事情，比如指挥火箭发射，或对独裁者策划一场地面攻击。但实际上，他们只是一群喝得醉醺醺的赌徒，一边观看那些有钱的运动员打比赛，一边希望自己下的赌注能大赚一笔。

　　当然，我不是在评判他们。体育博彩如此风行，是因为比赛的结果并不是由残酷的概率决定的。例如，在"二十一点"赌博中，如果庄家给了你一个 10 点，这就意味着下一张牌不是 10 点的概率会增加。但在篮球比赛中，莱夫龙·詹姆斯（LeBron James）越过对方中锋扣篮，并不影响下次他那一队拿到球后会发生什么，甚至不会影响比赛的最终结果。莱夫龙既可能 3 分钟后就把脚踝给扭了，接下来投篮皆失败，也可能由于在休息时得罪了队友再也得不到传球。

体育博彩采用的是分差。庄家试图通过这一方法对比赛的随机性赋以一定规则，而且正如其字面意思所显示的：了解了关于比赛的所有信息后，庄家会预测 A 队以一定的分差战胜 B 队。当下注时，你可以决定这种预测哪里不正确。如果你赌 A 组最终比庄家预测得分更高，预测正确你可以赢一小部分钱；也可以赌 B 队爆冷获胜，如果猜对则可以赢更多钱。如果广告版上显示下周一橄榄球之夜的比赛，是来自西海岸的队伍同来自东海岸的队伍对阵，那你的运气就来了。对于大多数赌博者来说，决定对某支队伍下注的原因可以归结为几种：支持家乡队伍、过去几场比赛的趋势、哪支队伍客场作战等。但若想赢得赌注，还有一种更加简单的方法：将赌注压在来自西海岸的队伍身上。

赌博技巧似乎不应该出现在一本关于睡眠的书中。但从橄榄球四分卫到更衣室淋浴的细菌，大多数生物都会受到某种循环周期的影响，而睡眠正是这种循环周期中最明显的一部分。生物对一天的长度似乎有一种天生的感知能力，不过考虑到自从生命体在地球上产生以来，太阳一直发挥主导作用，这种本能也就没那么令人惊讶了。植物依靠阳光产生能量，动物在度过一段最合适的清醒时间后，会回到自己窝里睡觉。多数生物的细胞中都有一个相当精确的 24 小时时钟，也被称为生物节律，这种节律会告诉生物体什么时候该进行重要活动，什么时间该去休息。

第一个注意到这种节律的人是 18 世纪法国的一名天文学家，名叫让·雅克·奥图斯·德·玛伊安（Jean Jacques Ortous de Mairan）。1729 年的一天，他盯着自家的花园，突然注意到一种奇怪的现象，植物的叶子会在白天展开，到了夜晚再合上。他猜测这是由于阳光的作用。但一个会让别人称呼自己为让·雅克·奥图斯·德·玛伊安的人不会在得到一个简单草率的答案后就轻易作罢。于是他进行了一项简易实验，来检测自己的想法是否正确。他把一株植物搬到酒窖，那里的温度和光线在白天黑夜都不会产生变化，并记录下植物叶子的活动情况。果然，即使没有阳光刺激，这些植物仍然会在早晨展开叶子，晚上再合起。德·玛伊安意识到，在某种程度上植物的这种活动是在期待阳光，而非对阳光做出反应。对于白天什么时候开始，它们有一种天生的本能，并不需要光线提示。

比起你想象的，人类的身体同德·玛伊安的植物更相似。生物节律会根据一天中的时间，调节身体温度和整体敏觉水平，即使在类似于酒窖的地方过夜，这种机制也会使身体继续遵循太阳升降起落的运行时间表。不需要咖啡的帮助，早晨9点左右，大多数成年人都会感觉精神振奋，并将这种状态一直保持到下午2点左右，然后人们会在此时感觉想要睡午觉。到下午6点左右，身体又会重新恢复精力，一直持续到晚上10点左右。在这之后，身体温度开始迅速下降，如果不借助咖啡或者其他含咖啡因物质的帮助，大部分人会变得昏昏欲睡。进化生物学家也不明白为什么我们的身体会按照这种断断续续的节律运作，最可靠的猜测是，早期人类在寻找了一天食物之后，傍晚需要补充能量提神，以便有精力生火或赶回家。

再回到体育比赛的下注问题。曾有研究表明，身体的力量、灵活性和反应能力会在傍晚时分增强，此时生物节律使身体慢慢摆脱了午饭后的无精打采。这种现象会对运动员的表现产生细微影响，因此我们有理由认为，处于知觉反应顶峰的运动员相较于生物钟处于睡眠时间的运动员来说具有某种看不见的优势。20世纪90年代中期，斯坦福大学的几个睡眠研究专家决定对这种理论进行验证。他们需要这样一种比赛，实力相当的比赛双方进行比赛时处于不同的生物钟阶段，而且比赛数据能够覆盖相当长的时间，从而显示出某种可靠的模型。

他们发现"周一橄榄球之夜"（Monday Night Football）很符合这种研究要求。作为美国国家橄榄球联盟的超级联赛之一，这项赛事的开始时间一直定于东部时间晚上 9 点，不管参赛队伍有哪些，或哪支队伍到对方所在地的体育馆进行比赛，这个时间都保持不变。对于橄榄球联盟来说，这样做可以保证球赛观众数量最大化。东海岸的铁杆粉丝如果观看比赛，会等到夜里 12 点以后，而西海岸的球迷则可以在下班后，边吃晚餐边观看比赛。

"周一橄榄球之夜"的时间安排产生了一个特殊的生物钟问题。不论比赛是在西雅图还是在迈阿密举行，对于来自西海岸队伍的球员来说，比赛时间都相当于他们自身生物钟的晚上 6 点。与此同时，来自东海岸队伍的球员的生物钟则要超前 3 个小时。在自然状态下，这种生物钟不协调是不可能发生的。但在过去约 60 年间，交通变得如此发达，我们可以迅速穿越时间区间，这使得我们内部的生物钟同周围的太阳时间不再一致。根据其产生原因，人们将这种情形叫作时差（jet lag）。

因此来自东海岸队伍的运动员其实在比赛中处于不利地位，不过他们对此一无所知。由于这种自身无法控制的生物节律的作用，在第一节比赛结束之前，运动员的身体就已经过了体能高峰期。而到比赛第四节时，来自东海岸的队伍相当于是在其自身生物钟的午夜时分进行比赛。他们的身体会开始对入睡进行一些微妙的准备，如降低身体温度、放缓反应时间、增加血液中褪黑素的数量等。而来自西海岸队伍的运动员，此时仍然处于身体的最佳状态。

从职业运动员到普通人，当身体违背生物节律时，体能和精神状态都会出现少许下滑。这种现象对现代橄榄球比赛的影响更是大于其他运动。因为较于其他运动，橄榄球比赛双方的实力更为均衡。因此任何能够改变一支队伍实力的因素都会对比赛结果产生放大影响。另外一个问题则是，来自东海岸的队伍对这种生物钟劣势根本无计可施。比赛日程使得教练没有机会做出调整，以适应自己队伍和未来对手之间的时间差异。需要到外地比赛的队伍一般是在前一天晚上坐飞机赶过去，而即使是在自己主场比赛的东海岸队伍也很少会将生物钟调整到太平洋标准时间（Pacific Standard time）。相反，出于一致性考虑，教练通常会告诉自己的运动员不要试图调整时间差异，不论比赛日程如何安排，他们都倾向保持自己正常的睡眠节奏。

斯坦福大学的研究者整理了"周一橄榄球之夜"25年来的比赛记录，并且将东海岸队伍同西海岸队伍对战的比赛标记出来。接着他们灵机一动，将这些比赛的结果同拉斯维加斯庄家为每场比赛设立的分差进行了对比。结果非常惊人。无论在哪里进行比赛，西海岸队伍同东海岸队伍相比，都在"周一橄榄球之夜"的比赛中占据上风。西海岸队伍总体获胜比例为63%，平均分差为两个触地得分。而当东海岸队伍居首时，比赛差距要更小，平均分差只有9分。只要每次选择西海岸队伍下注，赌博者赢的概率就高达70%。对于拉斯维加斯的赌博者来说，这简直是就地捡钱。

为了确定这种结果不仅仅是由于过去这些年西海岸队伍变得更加优秀，研究者扩大了研究范围，对过去25年间"周一橄榄球之夜"的所有比赛结果都进行了整理。他们发现，如果不是同来自对岸的对手进行比赛，西海岸和东海岸队伍的整体获胜比例基本持平。另外，这种结果也并不是由于主场优势。如果东海岸的队伍到位于同一个时区的另一个地点去比赛，客场队伍获胜比例为45%。但如果东海岸队伍进行比赛的地点位于太平洋时区，客场队伍获胜的比例则缩减到只有 29%。

之后还有一些研究发现，生物钟模式同样会影响其他运动类型的比赛结果。20世纪90年代末，伦纳德·卡斯（Leonard Kass）曾观看了美国大学生篮球联赛（NCAA tournament）的一场比赛，在这场比赛中，缅因大学（University of Maine）女子篮球队本被看好获胜，却最终失利。该队从缅因州赶到西海岸参加比赛，"她们看起来根本不在状态。"卡斯说。

卡斯是缅因女子篮球队的忠实粉丝，因此他对于这次失败并非一时关注，之后即抛诸脑后。作为一名在大学研究生物节律的神经科学家，他决定对此进行研究，看看生物钟不同的两支队伍进行比赛结果出现反转的概率有多大。在查阅了男子全国篮球锦标赛（men's national basketball tournament）的比赛数据后他发现，需要到另外一个地点进行比赛的排名靠前的队伍明显处于不利地位。"在三个时区之间轮转比赛是队伍的死亡之吻。"他说。到对岸时区去比赛的队伍，在锦标赛第一回合中就被排名靠后对手击败的可能性整整增加了一倍。此时，生物钟打败了身体的自然能力。

在对花样滑冰、划船、高尔夫、棒球、游泳和跳水等运动员进行的研究中，这种生物钟优势——取决于看待角度不同，也可能是劣势——都有所体现。身体内在节律发挥作用的证据层出不穷。有研究发现，在跑步、举重和游泳等各种运动项目中，在傍晚第二次能量高峰进行比赛时，运动员打破世界纪录的可能性要更大。例如，身体处于生物钟高峰期时，跳远运动员能多跳出 4% 的距离。但生物钟会在正反两方面发挥作用。在所谓"入睡之门"（sleep gate）——下午刚开始以及深夜的时候，在这些时间大部分人都很容易入睡——进行比赛的运动员，会比正常表现稍差，即使他们自身并没有意识到这种退步。

由于技术和医学的进步，几乎每个大赛水平及以上的运动员都能够达到其身体机能的极限。因此在这些顶尖运动员的竞争中，非常微弱的优势都可能意味着获胜和失败之间的区别。而在体操或花样滑冰之类的比赛中，由预赛或者资格赛举办时间所产生的劣势则可能直接导致运动员被淘汰，从而无法参加决赛。这些研究结果发表后不久，比赛时间安排和睡眠对竞技表现所产生的这种鲜为人知的影响，引起了运动训练师的兴趣。他们意识到，在几乎被开发殆尽的竞技体育中，身体的生物钟将成为一个隐蔽的竞争领域，为运动员提供所剩无几的竞争优势。管理睡眠和生物钟将会成为超越对手的最后一种未被开发的方法。

查尔斯·塞缪尔斯（Charles Samuels）医生是一位心直口快的加拿大人，相较于坐在一间小办公室的电脑后面，在曲棍球比赛看台上大喊大叫的他似乎看起来更自在。2005年之前，他一直在研究值夜班对卡尔加里（Calgary）警察身体健康的影响，卡尔加里也被称为加拿大的达拉斯（Dallas）。然而2005年，他开始思考影响夜班警察健康的身体周期对其他人的影响，比如速滑选手。"睡眠会如何影响身体素质较好的人，我对这个问题产生了兴趣。"他告诉我，"体育运动一开始只是我的一个爱好，真没想到后来会变成一件要求颇高的事情。"

时机正好，那段时间加拿大厌倦了在体育比赛中仅仅扮演友善国家的角色。2010年冬奥会在温哥华举行，加拿大政府把成为获得奖牌数最多的国家作为其首要任务，并设立了一个600万美元的研究发展基金，名为"独占鳌头"（Own the Podium），投入资金研究雪橇在风洞中气体力学之类的问题。塞缪尔斯向基金提交了申请，研究控制生物钟的方法。他的研究分为两个方面。首先他得找到一种方法，能让运动员在穿越多个时区后快速克服时差。其次，不论比赛在什么时间或什么地点举行，他希望能够控制影响运动员体能的生物钟低潮。这其中的挑战是对时间和地点进行掌控，例如要通过某种方法使在北京时间下午 2 点半进行比赛的一个加拿大短跑选手的身体认为，现在实际是晚上 6 点钟，应该打起精神竞赛，而不是去午睡。如果操作得当，掌控身体的睡眠节律可以让运动员比竞争对手多出一些微弱优势。

为了完成这个目标，塞缪尔斯参考了各种相关研究，最远可以追溯到 1662 年，当时法国哲学家勒内·笛卡儿（Rene Descartes）非常准确地指出，大脑里微小的松果体（pineal gland）会对眼睛接收到的光做出反应。他认为松果体掌管思考和身体运动，从而将这种腺体称为"灵魂之座"。20 世纪 50 年代，耶鲁大学的研究者发现，松果体的主要功能之一是夜间在血液中产生一种名为褪黑素的激素。就像父母对婴儿哼唱摇篮曲一般，褪黑素可以帮助身体入眠。一直到清晨，血液中仍会留有较高浓度的褪黑素。这种激素被发现以后，生物钟的运作原理也被揭开了：位于眼睛深处一簇叫超交叉神经核（suprachiasmastic nucleus）[生物学家称为视交叉上核（SCN）] 的细胞，在眼睛接收亮光时，会向松果体发送信号。如果周围环境变得黑暗，松果体就会认为睡眠时间已到，向全身输送褪黑素，告知各器官此时是休息时间。

但问题来了：松果体很容易受到欺骗。虽然人类的身体有诸多奇妙之处，但在其所反映的那个世界里，太阳仍是唯一光源。大量白光——尤其是带些微浅蓝的白光，同天气晴朗时的天空颜色非常相似——会让松果体错误以为太阳仍未落下。这就是为什么人们深夜看电视或者用电脑之后会难以入睡。视交叉上核接收到来自电视的光线，会告知松果体这是太阳光，因为我们的大脑最初就是这么构造的。如果在一段时间内接收到足够的亮光，松果体会认为此时仍是白天，延迟释放帮助身体入眠的褪黑素，从而成为身体的止睡按钮。

时差会让人感到疲惫不堪，因为我们的身体不知道眼前发生了什么。下次出国时你可以亲自体验这种感觉，比如乘坐夜间航班从纽约飞到巴黎。当地时间早上 8 点降落巴黎时，你的身体会认为此时仍是美国时间凌晨 2 点。走在沐浴于清晨阳光中的巴黎街道上，会让身体更加困惑。虽然我们大脑的理性部分可以理解时差概念，但松果体只认光线。人类的身体构造并不适应一夜之间跨越大洋，所以松果体会把这种午夜出现的阳光当作反常而漫长的一天。事实上，身体认为此时仍然是前一天的下午，因此会采取措施将生物钟往后调一两个小时。所以现在问题更严重了：你的身体不仅仅是落后于巴黎时间 6 个小时，而是 8 个小时。很多为了国际航班提前几天早早入睡的人知道，对时间改变进行身体上的准备完全是徒劳。不论白天累得多么筋疲力尽，很多旅客到了晚上 7 点还是睡不着，因为此时生物钟正处于傍晚的精力旺盛期。

对于加拿大冬奥会代表队，塞缪尔斯的计划是培养运动员对光线的高度感知，从而作用于睡眠。他设计了一项计划，在运动员穿越时区到达比赛地点的前一天，改变其所接收到的光线。这样当运动员到达目的地时，就能够快速适应当地时区。更重要的是，这种方法可以极大改善他们比赛前一晚的睡眠。如果操作得当，加拿大的运动员能比对手多出一种自然优势。"人们对睡眠进行研究，但没人真正关心睡眠。"塞缪尔斯告诉我，"美国人更不关心。在美国，你会发现很难像我们在加拿大所做的那样，让教练和体能师关心运动员在全球各个时区的睡眠。"

他在电脑上打开一张图表。"同你交谈时，自行车越野国家队的领队发来了即将举行的世界锦标赛的日程表，我们很快会给她发送一份团队旅行计划，里面包括从上飞机开始一直到比赛这段时间内，运动员需要做的每一件事情。"他说。

塞缪尔斯相信，根据比赛对运动员的生物钟进行调整，将使运动训练和运动表现进入一个全新的时期。"10 年前，我不会说光线有这样或那样的作用，但现在我们了解光线可以改善敏觉性。"他说，"我们在 20 世纪 60 年代发明了运动饮料佳得乐（Gatorade），而光线似乎有同样潜能来影响运动表现。"

现在加拿大高山滑雪队（Canadian Alpine Ski Team）每次出征，都要随身携带 15 到 20 个灯盒，这是一种模拟自然阳光的超大号平面灯。到了比赛地点以后，运动员会坐在灯盒面前吃早餐，这种光线可以稳定生物钟，改善机敏度。很多运动员在预赛前也会到灯盒前面待 10 分钟左右，尤其在生物钟低潮期进行比赛的情况下更是如此，也就是下午 2 点到 5 点这段时间。

从理论上讲，这种方法能够改善他们的比赛表现。我向塞缪尔斯提出了一个问题，如何确定光线策略的确在真实比赛中产生了效果。

"无法确定。"他的回答很简单，"我并不会仅仅因为自己同比赛团队一起工作，就将胜利归功于自己。我永远不会那么做，他们都是些运动员，输或赢都属于他们自己。"

无论比赛在哪里举行或在什么时间进行，光线增加了运动员在身体高峰期进行比赛的概率，他说。这种训练形式并不像减掉更多的身体脂肪、举起更重的杠铃，或摄入最新的营养物那样，可以进行准确记录。相反，我们关注的是控制身体的微妙节律，帮运动员排除比赛时的一些无形障碍。除此之外，什么事情都有可能发生。在所有运动项目中，以最佳身体状态进行竞技的运动员有时也会输掉比赛。

关于生物钟影响竞技表现的方式，光线只是其中一个部分。另一部分则是让运动员入睡，在参赛队要经常赶往不同地方进行比赛的情况下，这项任务具体实施起来要比听起来难办得多。而没有一种运动像职业棒球这样，运动员会在如此长的一段时间内无法正常睡觉。

费尔南多·蒙特斯（Fernando Montes）成年后一直对人体极限进行研究。但跟军队研究者不同，他感兴趣的不是身体忍受极端炎热或者寒冷的能力，或不摄入食物一个人的身体可以支撑多久。蒙特斯对人体的兴趣在于，是什么让一个选手比另外一个选手把棒球扔得更远。

他从大学毕业后不久，就开始在斯坦福大学橄榄球队（Stanford's football team）的力量体能小组工作。该队赢得1993 年的橄榄球比赛之后，蒙特斯成为克利夫兰印第安人棒球队（Cleveland Indians）投球手的体能教练。从橄榄球到棒球，最大的转变是一场比赛与另一场比赛之间的时间间隔。比赛频率的增加彻底改变了蒙特斯对力量和耐力的看法。在橄榄球的训练过程中，他的工作是训练队员的蛮力，使整个队伍的运动员全都变得强壮，在比赛中能冲倒或撂倒对方队员。但在棒球中，单纯的力量大小不如稳定性重要。他开始面对一种全新的挑战，要把投手的身体训练得能够在比赛中以超过 90 英里每小时的速度投球 100 多次——并且在 4 天之后依旧保持同样的水平。比这更甚的是，棒球还有一段长达 6 个月共 162 场比赛的例行赛，这个过程极其折磨人，常常连续两个星期要在全国各地到处奔波。而之后的季后赛或世界职业棒球大赛还有一个半月的时间。"在橄榄球运动中，关于身体恢复的所有相关问题并未得到真正理解，因为不需要。"蒙特斯告诉我，"橄榄球运动员有更长的时间进行体能恢复，他们不需要每天打比赛。这同棒球、篮球和曲棍球有很大差别。而在这几种运动形式中，棒球的情况又是最严重的，因为运动员每天晚上都要比赛。"

7 天 6 场的比赛日程使疲劳成为棒球文化中一个无声组成部分。很长一段时间以来，为了在比赛时精力充沛，运动员会服用安非他命。第二次世界大战结束后，药物进入棒球比赛，当需要连续进行两场比赛时，由前退伍军人组成的运动员们就会使用这种药物，军队曾在战场上向他们发放同一种药物。2006 赛季开始前，安非他命被禁止使用，一些运动员表示，禁药的影响将会立马显现。"禁药对比赛的影响要远远大于类固醇检测。"亚特兰大勇士队（Atlanta Braves）全明星三垒手奇伯·琼斯（Chipper Jones）当时说，"这种药物比类固醇更加普遍……我想一些边缘球员将会被淘汰掉。"

对于大多数教练来说，漫长的赛季使他们面临左右为难的困境。如果让顶级选手休整以便在稍后的赛季上发挥出高水平，则会面临现在即失利的风险。在美国，对于身体恢复，体能训练师只是做一些表面文章，如使用冰袋或者按摩，睡眠则几乎不在考虑范围之内。这看起来简直疯狂。没有睡眠，投手根本无法从上一次比赛的创伤中及时恢复过来，去备战下一次比赛。原因很多，其中一些是身体方面的。例如睡眠时人体会产生生长激素，修复损伤肌肉。但投球运动的特殊性在于其不仅仅是肌肉问题。了解对手的倾向——他是否会接住一个高曲线球，第一次投球他的挥棒频率是多少——几乎占据比赛胜负的半壁江山。没有充分的睡眠，投球手就会失去搜集并分析对成功极其关键信息的能力。睡眠不足的投球手，还未开始比赛就已经在精神战斗中失利了。

然而，如果操作得当，注重睡眠的日程安排能使选手持续发挥出良好水平。快速恢复体能可以成为运动员的一种优势，而这种优势会随着比赛时间的拉长而成倍增长，因为这会让顶级选手在最大数量的比赛中发挥出最佳水平，与此同时对手的实力则日益削弱。如果蒙特斯能对选手的身体进行训练，使其不论比赛日程如何安排，并且不借助违禁药物，都能够稳定发挥出最高水平，那么可以说他发现了棒球比赛的"圣杯"。但首要挑战是找到从他进入棒球领域就一直困扰他的一个问题的答案。

投球手同棒球赛中的其他选手不同，判断其水平高低的标准并不是步伐速度、力量或其他可进行标准化测量的身体能力。成为一个优秀的投球手需要的不是投球速度更快，而是投出击球手无法击中的球。结果就是，你会在投球手中发现各种各样的身体形态。例如，洋基队（Yankce）全明星投球手 CC.沙巴西亚（CC Sabathi）因其每年都能完成大量比赛，成为棒球联赛中持久力最强的投手之一。但他取得的这些成绩，都是在接近 300 磅的体重下完成的。2011 年，他在春季集训露面时体重减轻了近 20 磅，让在场的体育记者们大吃一惊，不过对于这是因为他正在参加一项更加严格的锻炼计划的传言，他却表现得轻描淡写，只是解释，"我不再每天都吃克朗其船长米粉（Cap'n Crunch）了……以前我都是整盒整盒地吃"。沙巴西亚是联赛中的顶尖选手之一，同时也是体重最重的选手之一，但其他顶级投球手全都又高又瘦。

另外，年龄对投球手的水平似乎也没太大影响。波士顿红袜队（Boston Red Sox）的蒂姆·韦克菲尔德（Tim Wakefield）在 2011 年赛季开赛时已经 45 岁了，是该队历史上年龄最大的投球手，但他凭借自己时速不超过 70 英里的弹指球，仍然在进行先发投球。

　　蒙特斯想要发现是否有某种方法，能以一种通行的标准来衡量投球手。"在棒球运动中，人们保存了大量数据。"他告诉我，"因此我问的第一个问题就是，怎么可以确定一个投球手的身体处于良好状态？但直到今天，这个问题仍然没有任何答案，而且据我所知，也从没有人研究过这个问题。"他提到自己以前曾同来自苏联的体能师交谈，这些体能师说人们关注国家体育运动成功的同时，却常常忽略了其注重比赛之间身体休整的传统。睡眠明显会影响比赛表现，但在运动世界，休息常被看作运动员软弱的标志，因此这一点一直没有引起人们的足够重视。例如橄榄球比赛中那臭名昭著的"魔鬼特训"，在 5 天的时间中，学员每天都要进行两次实战操练，根本没有足够的睡眠或恢复时间。挺过魔鬼特训并不意味着运动员能在整个赛季中都保持体力。能够在两场比赛的间隙快速休整恢复的运动员，比那些从上一场比赛的伤痛中迟迟无法恢复的运动员，具有明显的优势。

当蒙特斯从克利夫兰继续向前，成为德州游骑兵棒球队（Texas Rangers）的首位体能力量教练时，他设计了一项计划，这项计划在专业运动体能师的训练方法中显得很是特别。他下令，从现在起他的运动员必须保证足够的睡眠。这句话说起来容易，做起来难。因为很多事情是他无法控制的，比如旅程时间表的安排，凌晨3点必须到达宾馆的常规。所以蒙特斯开始寻找自己能控制的领域。他将投球手集合起来，对每个人的相关睡眠问题进行记录，包括入睡时间、起床时间，以及每天晚上的睡眠质量，用五分制进行衡量。为了让每个运动员的生物钟都能够快速适应比赛地点的时区，蒙特斯让投球手在宾馆睡觉时拉开窗帘，这样每天早晨都能伴着阳光醒来。他曾发现一个替补投球手在主场比赛时昏昏欲睡，于是坚持向他询问原因。"听着，我明白在外地比赛时你喜欢晚上出去玩，但现在是在家里，到底出了什么问题？"投球手不得不告诉他因为自己的孩子比较年幼，在家里睡觉意味着要帮妻子分担独自照顾孩子的压力。

蒙斯特拥有关于队员身体状况的24小时珍贵记录，但这还不够。他要求投球手比其他选手提前几小时到达棒球场。但当投球手早早到达棒球场时，却只是被告知什么时候去小睡，以及睡多久，这些是根据他们上个星期的睡眠时间和睡眠质量确定出来的。同举重一样，睡眠变成了训练中需要进行精确计算以达到最佳效果的又一个组成部分。"我们得教他们怎么进行恰当的午睡。"蒙特斯告诉我。

恰当的午睡需要 20 分钟，不过每个运动员被分配了 30 分钟的时间，多出的 10 分钟用于入睡。为了让午睡变得容易，蒙特斯在一个黑漆漆的房间里放了一个 iPod（苹果公司设计和销售的便携式多功能数字多媒体播放器），播放一些被他形容为"令人放松的冥思音乐"。他来回检查，确保每个运动员的手和脚都盖上了毯子，并向队员们强调睡眠时保暖的重要性。如果晚上有比赛，而主教练在下午去找某位投球手，蒙特斯就会告诉他，他得一直等到午睡结束才行。当时很少人知道，那个赛季德州游骑兵队投球手们的比赛准备，常常是在体育馆里一个黑漆漆的房间里进行的，他们正通过午睡来摆脱生物钟低潮期的影响。

一般来说，棒球运动员对尝试新的训练方式总是有所怀疑。但按照新的睡眠日程训练了一个星期左右之后，每个运动员都告诉蒙特斯自己在比赛中感觉身体更强壮，精力也更充沛了。不过队里的其他教练对午睡可以让棒球手更加强壮的想法一直嗤之以鼻，蒙特斯不想同他们产生摩擦，所以他让投球手们对新的训练日程保持低调，但消息还是很快传开了。"在棒球运动中——不管你是投手还是野手（position player）——只要你成功了，每个人都想学习你的方法。"蒙特斯说。

有一次比赛在堪萨斯城举行，加时赛一直持续到深夜，比赛过后，骑兵队的队员在更衣室里收拾好行李。当天晚上，他们将乘飞机飞往明尼阿波利斯市，第二天早上5点到达宾馆。在宾馆休整10个小时后，他们将乘坐大巴前往圆顶球场，在那天晚上举行的比赛中对战明尼苏达双城队（Twins）。蒙特斯从一个运动员身边走到另一个身边，告诉他们要打开窗帘睡觉，并且第二天提早到达棒球场，以有时间小睡一会儿。这是一个实验，验证他的方法是否在投手圈子外依旧奏效。

骑兵队当天晚上有两队上场比赛。没有午睡的选手明显不在状态，一些简单的防御都没有做到，跑回本垒时非常吃力。而那些提早到达棒球场多睡了一会儿的球员同前一晚的表现一样出色，并没有因为夜晚长途旅行以及漫长奔波累积的睡眠不足产生不良反应。当然身体恢复计划并不能改变棒球比赛的结果——那天晚上骑兵队输掉了比赛——但两队分数明显比预想中接近。生物钟并未被完全征服，但被驯服了。在接下来的赛季，蒙特斯的午睡室里常常人满为患。

当然你会说，通过控制生物节律让运动员投球更快，或者以更快的速度奔跑下山，这都很不错，但对于那些生活同球场或者运动教练无关的人来说，生物钟跟他们又有什么关系呢？有这样一个群体，他们会在连续好几年的时间里，持续处于睡眠不足的时差状态中。他们可能就居住在你生活的城镇，甚至有可能就睡在家中走廊的另一头。我们赋予这个群体一个正式名称还不足 90 年的时间，那就是：青少年。

伊代纳是明尼阿波利斯市外不到 10 英里处的一个富裕郊区。公司高管和白领们选择住在这里，很大程度上是由于其拥有良好的公立学校。这个地方看起来并不是一个会在教育领域引发彻底变革的地方，而这种变革直到今天仍在全美各地产生回响。20 世纪 90 年代初，该地区一名学校董事会成员参加了一个医学会议。该会议中，一位睡眠研究者描述了青少年的生物钟同其父母和兄弟姐妹的生物钟是如何不同，该名董事会成员被这种理论吸引住了，听得聚精会神。

生物学开了这样一个残酷玩笑：当青少年的身体进入青春期后，他们的生物钟会往后调整 3 个小时。突然之间，晚上 9 点或者 10 点睡觉不仅仅是一项苦差事，简直从生理上不可能完成。世界各地对青少年进行的研究发现，青少年的大脑直到晚上 11 点左右才开始释放褪黑素，并且这种释放过程会一直持续到太阳升起以后。与之不同的是，成年人早晨醒来后体内只有少量或没有褪黑素。由于血液中含有如此高浓度的褪黑素，那些被迫早晨 8 点之前起床的青少年常常仍处于迷迷糊糊的状态，只想顺从身体需求，继续倒头去睡。在生物钟发生这种变化的情况下，要求一个青少年在早晨的课堂上认真听讲，即相当于要求他乘飞机穿越美国后立即适应新时区 ——而且是每天晚上都做同样的事情，一直持续四年。如果一支职业橄榄球队的运动员也不得不这么做，恐怕这支队伍一场比赛都赢不了。

青少年的生物钟在 20 世纪才成为一种问题。再早之前，青少年基本都被当成年轻的成年人，需要工作以贴补家用，乡下的年轻人在农场工作，城里的青年人成为商业学徒，他们对于自己的日常时间安排通常能有较多的控制。1900 年，只有 8% 的 18 岁青少年拥有高中学历。到 1940 年，该年龄段的高中毕业生数量提高到 30%。而到 1960 年时，70% 的美国青少年都能够从高中毕业。虽然在这段时间，公共教育的质量有了极大改善，学校对于青少年的身体却并未足够重视。很多学生白天在学校上课，放学后要么打零工，要么在农场做帮手。因此为了同时适应这两种事务的时间，学校一般早上 7 点钟就开始上课。接下来的几十年，虽然文化发生了翻天覆地的变化，年轻人课后打工的比例也大大降低，较早的上课时间却一直没有变化。一些可以为上大学申请加分的活动，如乐队演出、运动队、戏剧俱乐部等渐渐代替了课余时间的打工。

但青少年的身体却未能步调一致地跟上这种新需求。肯塔基大学（University of Kentucky）的研究人员进行的一项研究发现，高中学生平均每晚只能睡 6 个半小时，是睡眠研究者建议青少年所需睡眠时间的四分之三。而很多学生发现，不管前一天晚上自己睡得多早，第二天早晨 7 点仍然会在课堂上昏昏欲睡。关于较早上课时间所产生的影响，有一个例子能够说明一些问题。有研究者发现，大多数学生会在开始时间晚一些的课程上取得更好成绩，原因很简单，在这些课堂上他们更可能一直保持清醒状态。

睡眠不足对青少年大脑的影响同其对成年人大脑的影响相似，只不过这种影响更大。长期睡眠不足会影响青少年的大脑吸收新信息的能力，并且可能导致一些情绪问题，如抑郁和产生进攻性等。研究者现在已经开始将睡眠问题视为青少年抑郁症的发病原因之一，而非其引发的副作用。由哥伦比亚大学的研究者进行的一项研究发现，在每天晚上 10 点钟或更早睡觉的青少年，同经常熬夜到凌晨的青少年相比，产生抑郁或者自杀想法的概率更低。

青少年睡眠不足似乎是美国特有的问题。一项调查报告发现，在欧洲，高中阶段早晨第一节课的平均开始时间为 9点，而且很少有学生抱怨睡眠不足。但在明尼苏达州的伊代纳，高中第一节课的上课铃在早上 7:25 就响了。

于是伊代纳的学校董事会提议了一项极其简单的解决方案。大脑清醒的学生比昏昏欲睡的学生更可能学到知识，董事会决定将早晨第一节课的上课时间推迟一小时零五分钟，即 8:30。一个学区为了适应青少年的睡眠习惯而改变上课时间表，这在全美尚属首次。但改变所引发的反应却是董事会始料未及的。有的学生父母开始抱怨，新的课程表会挤用孩子课外运动或学校社团活动的时间。还有父母说需要孩子在家帮忙照看其他兄弟姐妹。而持续时间最长的抱怨则是，推迟上课时间并不能改善学生的休息，只会适得其反。有批评者认为，对于多出的时间，青少年只会用来睡得更晚，从而进一步加重问题，给父母们的生活带来更多不便。

但无论如何，1996 至 1997 学年，伊代纳的学生还是按照推迟的新课程表开始了学校生活。同一年，凯拉·瓦尔斯特伦（Kyla Wahlstrom）医生成为地区高中学校的固定医生。她成为大学教授前曾担任小学校长，对学校政策以及这些政策如何影响学生进行过研究。虽然之前并没有睡眠研究方面的经验，但她熟知学校的运作过程，因此在评估推迟上课时间能否产生有意义效果方面具有一定优势。她采访了家长、运动教练、教师和学生，想要发现新的上课时间是否收到了预想中的效果，还是像有些人所说的那样，只是一种不切实际的学术理论。

　　一年之后，她发表了自己的调查结果。结果一目了然。虽然有些父母心存疑虑，但实际上孩子们的确将这些多出来的时间用在了睡眠上面，并且反映在学校里感到休息充足、精神饱满。与此同时，校园暴力的数量也有一定下降，向辅导员反映感到抑郁的学生数量也大大减少，辍学率降低。运动教练将训练时间推迟到下午晚些时候，因此学生参与运动的情况并未受到影响。

　　唯一被压缩的时间是青少年跟同伴一起玩的时间。"我跟几百个孩子聊过，他们最喜欢在下午 2 点到 4 点这段时间出去玩。"瓦尔斯特伦告诉我，"推迟早晨上课时间大大限制了他们出去玩的时间。因此在某种程度上，青少年们是用出去玩的时间换来了睡眠时间。"这项政策的效果也可以量化。推迟早晨上课时间的前一年，总分 1 600 分的大学入学考试，伊代纳所有学校排名前 10% 的学生平均得分为 1 228 分。到第二年，成绩前 10% 的学生平均得分达到 1 500 分。对于这种进步，研究者只能将其归功于多出来的睡眠时间。负责该入学考试的大学委员会的主席称这种结果"真是让人大为惊讶"。

效仿伊代纳地区学校的做法，明尼阿波利斯市也将其高中学校的上课时间从 7:15 推迟到 8:40。这两个地区可以说一切都截然相反。伊代纳是富裕市郊，10 个学生中有 9 个是白种人。而在明尼阿波利斯，大多数学生是少数族裔，四分之三学生的家庭收入都很低，只能申请免费或减价学校午餐。

城市学区和郊区学区之间的差别，让瓦尔斯特伦有机会验证额外睡眠时间是真的有效，还是由于这些优秀学区里家境富裕的孩子本身生活条件就非常优越，额外睡眠时间仅仅起到锦上添花的作用。正如前一年在伊代纳时那样，她开始长期驻守明尼阿波利斯市的各所学校，访问学校员工、家长和学生，对于推迟早晨上课时间产生的影响搜集了大量第一手资料。正如相邻伊代纳市郊的同龄人一样，明尼阿波利斯市的学生成绩也有了显著提高，逃课率下降，第一节课的出席率上升。"这两个学区之间有很大差异，但学生的睡眠习惯却非常一致。"瓦尔斯特伦说，"如果睡眠习惯同文化没有关联，社会、经济或族群地位对它们更是没有影响。调查所显示的模型说明其是生理性的。"

瓦尔斯特伦的调查带动了研究学校上课时间热潮的兴起。其他学区纷纷效仿，结果显示有时候这种方法的效果甚至延及校园之外。例如肯塔基的列克星敦市（Lexington）将学校上课时间推迟后，当年青少年发生交通事故的数量就减少了16%，而同年整个州的青少年交通事故则上升了9%。罗得岛州（Rhode Island）将上课时间推迟了半个小时，每个学生的平均睡眠时间增加了45分钟。"我们早晨的课堂现在变得好多了。"该研究的一名主要研究员如此说道，其女儿也是一名高中生。

让学生能多睡一会儿也有助于解决校园欺凌问题。密歇根大学在2011年进行的一项研究调查了近350名初中生，显示大约三分之一的学生会经常欺负同学。研究者发现，这些有行为问题的孩子出现白日嗜睡或打鼾现象的概率是普通孩子的两倍，而这两种现象正是长期睡眠失调的症状之一。刘易斯·奥布赖恩（Louise O'Brien）是密歇根大学的睡眠医学副教授，他认为"可以推断，不良睡眠的确会影响某些大脑区域。如果这些区域受到影响，情绪控制和决策制定能力也会相应受到损害"。

一名学校校长现在每周都会打电话给瓦尔斯特伦，询问她的研究进展。我去采访她时，她正在进行一项由疾病控制中心（Centers for Disease Control）赞助的研究。这说明健康专家们越来越重视青少年的睡眠问题，这项研究的目的是确定青少年睡眠缺乏以及过早上课时间是不是同吸烟或者肥胖一样，同为一种严重的公共健康问题。

不过，虽然有来自全国各个学区的大量数据支持，仍然会有许多人打电话给瓦尔斯特伦，询问到底是否应该改变学校上课时间。她说很多人都是学校董事会成员或者学区总监，他们也想收到同样的成效，却不知该如何让心存疑虑的父母接受推迟的上课时间。"很多担心都跟我们注重时间的传统有关。"她告诉我，"我们推崇的是清教徒式的工作习惯，早睡早起。但对于青少年来说，他们也可以早早上床睡觉，但即使累得筋疲力尽，也只能盯着天花板一直等到11点才能入睡。"

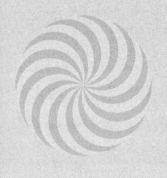

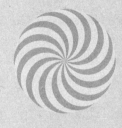

第十章

轻松呼吸

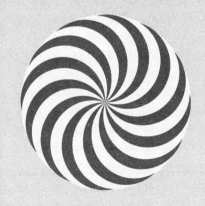

这个故事讲述了一个澳大利亚男人如何用吸尘器解决了我们进化中的一个错误。

一切始于 20 世纪 70 年代。科林·沙利文（Colin Sullivan）是悉尼阿尔弗雷德王子医院（Royal Prince Alfred Hospital）呼吸科的一名医生。在医院，他主要负责治疗患有呼吸问题的病人。到目前为止，病人最常见的抱怨是打鼾。沙利文比该领域的大多数医生都要清楚，打鼾常常是一种被称为睡眠呼吸中止症的严重失调症的迹象之一。这种失调症被发现的时间只有 10 年左右。患有睡眠呼吸中止症的病人会在夜里经历一种奇怪的感觉，身体几乎处于死亡边缘。一开始，夜里病人的气管会不时关闭，中断身体的空气供给。这会导致一连串非常严重的不良反应，缺乏空气导致血液中含氧量急剧下降，血压随之升高，就像一个跷跷板一样此起彼伏。随后病人的嘴唇和皮肤开始变青，肺部无法吸入空气达一分钟之久。有些病人每次发作时心脏还会停跳近 10 秒钟。

最后，大脑收到身体正在窒息的紧急信号，挣扎着醒来，本能喘息以吸入空气。但呼吸道刚刚畅通，大脑就又立刻睡着了。接着这种循环再一次开始。这一切发生得非常迅速，有时夜里一小时能出现 20 次，而人们常常第二天醒来什么都不记得。不过睡在病人身边的人却能够清楚听到整个过程：当一个打鼾者有节奏的"呼噜呼噜"声停止，变成非常艰难的"咔咳咔咳"时，身体很可能正在拼命清理呼吸道。

患有轻度睡眠呼吸中止症的病人会经常感到疲倦，这是因为他们每次只能睡几分钟。有一些病例甚至会危及生命。睡眠障碍国家委员会（National Commission on Sleep Disorders）发表于 1992 年的一份报告估计，在美国每年有 38 000 例致命心脏病和中风是由睡眠呼吸中止引发的。

睡眠呼吸中止的发现是由于一群美国医生注意到有些肥胖病人抱怨自己经常感到极度疲倦，而且会在不知不觉中昏睡过去。当时正值文学盛行时期，于是他们将这种情况命名为"匹克威克综合征"（Pickwickian syndrome），匹克威克是查尔斯·狄更斯（Charles Dickens）第一部小说《匹克威克外传》（The Pickwick Papers）里的一个人物，他一站起来就会昏睡过去。当时医生错误地将这种嗜睡症状归因于过度肥胖，以及血液中二氧化碳含量过高。之后，医学界才逐渐明白睡眠呼吸中止是一种常见的呼吸障碍，是由舌头和咽喉处组织的位置引起的，其名字"apnea"来自希腊语，意为呼吸中止。

睡眠呼吸中止症在 20 世纪 70 年代是睡眠科学的研究前沿。当时沙利文刚结束多伦多的研究员职位回到澳大利亚不久，在多伦多他曾花了三年时间研究狗睡觉时的呼吸模式。除了人类，英国斗牛犬、哈巴狗以及其他有凹陷面孔的犬种是唯一会出现睡眠呼吸中止症状的动物。对狗的多年研究让他冒出一个想法。回到悉尼以后，他设计了一个可以戴在狗鼻子上的面具。这个面具能从周围的空间中持续不断抽进空气，增加喉部的气压，从而防止呼吸道阻塞。在狗身上进行的实验表明，持续不断抽进的气流可以极大改善狗的睡眠。现在沙利文需要的是找到一个人，愿意对这种面具进行实验。

1980 年 6 月，他找到了合适的实验对象。当时一个患有极为严重的睡眠呼吸中止症的男人前来医院就医，沙利文建议他立即实施气管切开术（tracheotomy）。这种手术要在喉咙上切开一个洞，这样病人不通过鼻子和嘴巴就可以进行呼吸，这是当时睡眠呼吸中止症被批准采用的为数不多的治疗方法中的一种。这种手术不但需要永久性切开一个四分之一脖颈大小的伤口，而且手术过程极其疼痛。

这位病人拒绝进行气管切开术，但是他愿意做沙利文气压仪器的实验对象。当天下午，沙利文制作出了一个实验模型，他将吸尘器里的发动机拿出来，连接到一把塑料管上。然后找到一个潜水面具，把边缘用硅胶封上，防止空气从中泄露。很快，他设计出了一个工艺系统，能够将气压控制在一定水平，把空气抽进面具中。他在医院里找到一个空房间，设置好监控呼吸和脑电波的仪器，通过这两种数据他能够知道病人处于哪个睡眠阶段，然后让病人连接上监视器，戴好面具，接着这名病人立刻就睡着了。没几分钟，他开始出现睡眠呼吸中止症状。沙利文开始慢慢增加通过面具进入病人呼吸道的气流压力。呼吸中止一下子停了，病人开始正常呼吸。沙利文惊讶地看着这一切，病人马上进入了快速眼动深度睡眠阶段——这种现象非常罕见，说明他的大脑极度缺乏恢复性睡眠。接着沙利文慢慢降低流经面具的气流压力，呼吸中止症状又出现了。沙利文在增加和降低气压之间快速进行了几次重复切换。他发现，只需通过控制仪器，就可以有效停止和启动病人的睡眠呼吸中止症状。

实验说明这种面具对于呼吸中止有效，接下来的问题就是它是否能够整晚都发挥功效。沙利文将仪器设置在病人不会出现睡眠呼吸中止症状的气压水平，然后开始等待。病人在异常集中而深度的睡眠状态中整整睡了 7 个小时。第二天醒来时，他告诉沙利文这是自己这么多年来第一次感觉大脑如此清醒而敏锐。

沙利文开始寻找其他愿意成为实验对象的病人。他找到五个病人，这五人长期以来一直饱受白日极度嗜睡症和打鼾的困扰，这种病症对他们的生活造成了严重影响。其中两个病人告诉沙利文，因为嗜睡自己丢掉了工作。还有一个实验对象是一名 13 岁的男孩，由于在学校无法保持清醒，被老师和同学认为是智力迟钝。沙利文在睡眠实验室中对每个病人进行了三晚实验观察。在第三天晚上，他让每个实验对象都戴上面具。正如在医院进行第一次实验的那位病人一样，在呼吸道中持续输入一定气流可以防止病人的气管在睡着时堵塞。病人们告诉他，戴上面具后他们的睡眠被彻底改变了。

但沙利文的面具并未同样迅速地为临床所接受。大多数医生都不认为睡眠呼吸中止症是多严重的问题，而且他们觉得不会有病人愿意天天晚上戴着面具入睡。其中一个医生告诉沙利文，他的仪器不过是一种赚钱的时髦玩意。沙利文不断改进面具，用各种方法进行实验，使面具同脸部贴合更加紧密的同时不会增加不适感。在悉尼大学一位工程师的帮助

下，他开始设计适应各种不同形状鼻子的面具。还实验了各
种各样的发动机，以降低噪声，这些发动机有的来自油漆压
缩机，还有的来自不同类型的吸尘器。渐渐地，病人开始从
澳大利亚各地赶来向他求助。其中一位病人是名卡车司机，
同沙利文治疗的其他病人一样，他坐在那里跟沙利文说着说
着就睡着了，随后因猛烈扑打双腿醒了过来。在沙利文的询
问下，他坦陈自己 20 多年来睡觉时一直这样。到 1985 年，
共有 100 多名病人长期使用沙利文发明的持续正压气道通气
设备。

1986 年，他遇到一名叫彼得·法雷尔（Peter Farrell）的
澳大利亚人。法雷尔之前是一名大学教授，刚放弃了华盛顿
大学研究肾病的一个研究职位，成为百特国际公司（Baxter
International）的一名商业顾问，这家医疗保健公司目前市值
已达 300 亿美元。他当时正在寻找一些新型的医疗设备，沙
利文告诉了他自己发明的面罩。两人一同观看了沙利文拍摄
的一些录像，录像内容是启动仪器和停止仪器时病人的情
形。在其中一段录像中，一个男人正平躺在床上睡觉，发出
很大的打鼾声。突然，呼吸停止了，这说明他的上呼吸道发
生了阻塞。此时监视器屏幕上显示病人的心率和血压开始变
得紊乱。40 秒后，该名病人终于清通了呼吸道，吸进一口空

气。他的心率和血压立刻上升了一倍。录像结束时沙利文转向法雷尔，问他：“你觉得这种状况对他的身体好吗？”

法雷尔请求同使用这种仪器的病人进行交谈。这些病人告诉他，自己每天晚上睡觉时都会戴着这种面具，虽然面具有很多缺点。在诸多不便中最大的问题是噪声。这种仪器仍然依靠吸尘器发动机带动，运行时会发出巨大的轰鸣声。其中一个实验对象告诉法雷尔，自己在卧室里打了一个洞，好把仪器底座放在另一个房间里。另一个同法雷尔交谈的病人脸上有一圈椭圆形的瘀痕，正是面具抽气时留下的印记，但即便这样，他每天晚上睡觉时还是会戴着面具。

法雷尔在脑中粗略算了一笔账：虽然肾病的发病率只有千分之二，但在百思特公司，每年与肾病相关的收入是 20 亿美元。如果睡眠呼吸中止的发病率有百分之一，那这就是一笔 1 000 亿美元的生意。于是法雷尔和沙利文筹集了 60 万美元对仪器进行改进，以使其达到商业标准。他们成立了一家名为瑞斯迈（ResMed）的新公司，其生产的第一款持续正压呼吸机（continuous positive airway pressure device）于 1989 年上市，又被称为 CPAP 呼吸机。在五年时间中，该公司的年收益额达到了 3 亿美元。

在圣迭戈一个格外晴朗的夏日，我来到一栋八层玻璃大楼前，大楼旁边是一条私人飞机跑道。通向主入口的小道旁边新种植着一些树木，树干绑在塑料支架上。几年以前，这块地还是城中最后一片未开发区域，现在这里则是瑞斯迈全球业务总部所在地。自从该公司在澳大利亚成立以来，沙利文发明的持续正压呼吸机已成为睡眠呼吸中止症的标准治疗方法。在我参观该公司的时候，美国患有睡眠呼吸中止症的10个患者中就有4名使用瑞斯迈的仪器。公司每个月会收到6万个购买新仪器的订单。目前CPAP呼吸机销售数量最多的地方是欧洲，而中国和印度的市场正在逐渐壮大。

这种迅猛的增长态势也引起了华尔街的注意。在我参观瑞斯迈总部几个星期前，美国全国广播公司财经频道（CNBC）的那个疯狂选股专家吉姆·克拉默（Jim Cramer）将该公司股票选为一周最佳。"这个公司是市场上唯一一个还在沉睡的专营公司了！"他喊道。当天该公司股票就上涨了好几个百分点。我到达前一天，瑞斯迈宣布公司年销售额达到11亿美元。其销售额和利润连续15年每个季度都保持增长势头。当我走进大楼时，公司的员工刚刚结束了一个庆祝聚会，大厅里四处挂着气球，弥漫着烤肉香气。

墙边陈列着一排该公司生产的呼吸面罩，各种形状和尺寸应有尽有，有的看起来同战斗机驾驶员佩戴的面罩相似，有的则是专门为 4 岁的小孩子设计的。其中一款光滑的粉色女式面罩，非常轻薄，看起来比橡胶管厚不了多少。看到这些面罩模型分类说明你会意识到，打鼾和睡眠呼吸中止症，并不像人们一开始认为的那样仅限于肥胖人群。一项 1994 年的研究发现，十分之一的女性和四分之一的男性，在睡眠中都会出现呼吸困难的情况。年龄越大，这一比例越高，有近三分之一的老年男性至少患有轻度睡眠呼吸中止症状。全部数据汇总，大约有 2 000 万美国人患有这种睡眠失调症状。

　　至于其发病原因，只是人类在进化过程中为了具备说出复杂语言的能力而做出的一种妥协。让我们对人类化石进行一段短暂参观，以形象说明这个问题。如果只是看到尼安德特人（Neanderthal）的嘴，你会觉得他们的后代才应该是在漫长进化过程中幸存下来的人类。他们的下颚骨比现代人尺寸更大，也更强健。而且由于他们嘴巴里面有更多的空间，尼安德特人不用忍受智齿的痛苦。智人（Homo sapiens）同尼安德特人的不同之处在于他们的脸部更平，下颚骨更小，舌头比其他所有哺乳动物更深入喉部。有了这种新的生理构造，除了咕噜咕噜声，人类可以发出更多的声音。很快，智人首先发出的那些复杂声音发展成为语言。贾里德·戴蒙德（Jared Diamond）是加州大学洛杉矶分校（UCLA）的一名教授，他认为舌头位置是人类最大的进化优势。"生理构造上的一个细微改变，使人类具备了说话能力，进而使人类在行为上产生巨大变化。"他说，"这一点很容易理解，有了语言，交流信息变得非常快捷，只需几秒钟的时间，比如'在第四棵树的地方右转，然后将那头公羚羊赶到那块红色大石头旁，我会躲在那里用矛投掷'。"而如果没有语言，两个原始人类就无法在一起商讨怎么设计出更好的工具，或眼前这幅洞穴壁画是什么意思。如果没有语言，即使每个原始人独自思考如何制作出更好的工具也将变得困难重重。

但舌头在智人嘴里进化的位置却使吃饭、喝水和呼吸等行为变得复杂。食物有可能落入错误的通道中，这是现代人类所特有的一种生理问题。达尔文指出，"在人类身上存在这样一种奇怪的现象，我们吃下的每一点食物或者吞下的每一口水，都得越过气管，冒着掉进肺里的危险"。位于喉咙后部的软腭比较长，这使得呼吸道很有可能在常规呼吸之后发生阻塞，从而引起呼吸中止的反复发作。20世纪90年代中期，日本有研究者发现，位于咽喉后部的咽头，其位置和大小发生极细微变化，都会增加睡眠过程中出现呼吸障碍的概率。颈部和下颌的形状也是一种致病因素。较大的颈部、舌头、扁桃体，或者较窄的呼吸道，会增加夜里发生呼吸阻塞的概率，因此常常是呼吸中止症发作的一种征兆。

最早认识到呼吸中止症的医生猜测这种失调症是由肥胖所产生的副作用，但在这个问题上他们只猜对了一半。呼吸中止是由人体构造中的一个缺陷所导致，而多余的脂肪常会诱使其发作。睡眠呼吸中止症的发病概率会随着体重上升而相应增加，因为肥胖时人喉部的组织会变大，使呼吸道在入睡过程中更容易发生堵塞。对于其中一些病人来说，只要减轻体重即可解决这个问题。同时，改变其他一些行为习惯——如少饮酒，少吸烟，睡觉时侧躺，而不要平躺，经常运动，吹奏可以增强喉部肌肉的乐器——也会有所帮助。

诸如瑞斯迈公司所生产的一些呼吸面罩是治疗睡眠呼吸中止症的最普遍方式，但并非适用于每一个人。一些病人一直无法适应睡觉时在脸上戴着面罩的笨拙感，或者一直无法习惯整晚呼吸吹进面具里的冷空气。多项研究显示，在患有轻度睡眠呼吸中止症的病人中，长期使用面罩的比例约为40%到80%。同时对佩戴面罩感到的羞辱感，使治疗变得愈发复杂。一些患有睡眠呼吸中止症的病人不愿意使用CPAP呼吸机，因为他们担心佩戴面罩会减少自己对爱人的吸引力。在一个睡眠呼吸中止症病人互助小组中，一个男人写道："如果我不得不戴上面罩，真感觉自己变成了黑武士达思·韦德（Darth Vader）。"而一个女人写道，她的丈夫"激烈反抗，大喊大叫，说自己如果戴上就成为有缺陷的人了，还说宁愿一枪把自己毙了，也不愿戴这种玩意儿"。另一个病人写道，"今年秋天戴上面具后，我不知多少次朝丈夫大喊，说感觉自己像个怪物"。

第二种治疗选择是牙科仪器。对于比较严重的睡眠呼吸中止症来说，这类器械的治疗效果不如 CPAP 呼吸机，但它们更方便一些病人使用，尤其是一些需要经常出差旅行的人。其中最受欢迎的一种类型看起来很像运动护口器，可以迫使下颌前倾，并稍微向下，以使呼吸道保持畅通。另外一种装置则可以稳定舌头位置，防止其阻塞呼吸道。最后一种治疗方法是手术，其中一种叫悬雍垂腭咽成形术（uvulopalatopharyngoplasty）的手术，原理是将咽喉后部多余的软组织切除。不过，这种手术的长期成功率只有50%，并且会产生一些副作用，如吞咽困难、味觉受损和伤口感染等。再一个问题就是手术过程极其疼痛。关于药物，治疗睡眠呼吸中止症的药物很少，甚至有可能进一步恶化病情。例如，安眠药和镇静剂会导致咽喉部的软组织松弛，进一步阻塞呼吸道。

我来到彼得·法雷尔位于瑞斯迈大楼中的办公室时，他正坐在办公桌后，鼻梁上架着椭圆形镜片，盯着我看的样子如同一个拳击手般专注。同沙利文的合作使他猛赚了一笔，但他仍然认为睡眠呼吸中止症在美国并未被充分理解和重视。"关于这种病症的治疗，我们仍然处于早期阶段。"他告诉我，带有浓重的澳大利亚口音，"这种病症恐怕是这个国家最大的健康问题，我们估计近十分之三的成年人患有这种疾病。没有任何其他一种病症接近这一数字，前方要走的路还很远，甚至感觉还没起步。"

瑞斯迈很大一部分销售增长开始于 2003 年。那一年，四项相互独立的研究发现了一些决定性证据，证明睡眠呼吸中止症会导致高血压发病率的增加。如果不进行有效治疗，患有睡眠呼吸中止症的病人出现肾病、视力问题、心脏病或者中风的概率都会大大增加。这些研究使一些政府保险，如联邦医疗保险（Medicare）、医疗补助计划（Medicaid）和英国国家卫生署（British National Health Service）等开始为这些仪器支付部分费用，个人若独力负担，其价格高达几千美元。全国各地的睡眠实验开始对疑似患有睡眠呼吸中止症的病人进行整晚检测，连接上仪器，监视他们的心率、呼吸类型、大脑活动，以及夜里的苏醒次数和移动四肢的频率等。

随着科学家对于睡眠呼吸中止症的了解越来越深入，他们开始认识到，这种病症会引发其他一些严重的大脑疾病。在其中一项研究中，加州大学洛杉矶分校的研究员对长期患有睡眠呼吸中止症的病人进行了大脑扫描，并将扫描图同睡眠类型正常的另一个控制小组进行对比。他们将研究集中在乳头体（mammillary body）上，这是位于大脑下部的一对组织结构，这么命名是因为它们的形状同乳头非常相似。乳头体被认为是记忆的重要组成部分，长期以来被科学家认为同健忘症相关。患有睡眠呼吸中止症的病人的大脑记忆中心，即乳头体，比正常人要小 20%。医生通过观察病人的大脑扫描，即可发现严重的认知损伤：在阿尔茨海默病患者，以及因酗酒而导致失忆的病人头部，都曾发现相似的乳头体缩小现象。这是研究者第一次发现，睡眠呼吸中止除了使患者因嗜睡在日常生活中无法集中精力外，似乎还会对大脑产生永久性的损伤。"乳头体变小，说明其由于某种伤害，导致细胞大量死亡。"加州大学洛杉矶分校大卫格芬医学院（David Geffen School of Medicine）神经生物学教授罗纳德·哈珀（Ronald Harper）指出，他也是该研究的首席研究员。"即使对睡眠呼吸中止症进行了治疗，病人仍然会存在记忆问题，这说明大脑存在某种永久性损伤。"

一份发表于《美国医学会杂志》（*Journal of the American*

Medical Association）上的研究结果也支持这一结论。克里斯缇·亚费（Kristine Yaffe）医生是洛杉矶加利福尼亚大学的一名精神病学教授，他在一项研究中征集了近 300 名精神及身体健康的老年女性作为实验对象。这些实验对象的平均年龄为 82 岁。每位女性在睡眠实验室睡一个晚上，亚费发现有三分之一的被试者符合睡眠呼吸中止症的标准。亚费五年之后对这些实验对象进行了再次检查，检查结果显示，年龄对大脑的影响好像取决于睡眠质量。在具有睡眠呼吸中止症状的实验对象中，近一半的人出现轻度认知功能障碍或者痴呆的迹象，而对于睡眠正常的实验对象，这一比例只有三分之一。对其他一些因素，如年龄、种族以及使用药物等进行控制后，亚费发现患有睡眠呼吸中止症的女性出现失忆迹象的概率要高出 85%。这么看起来，睡眠经常性中断和大脑缺氧会降低大脑形成并保存长期记忆的能力。

　　睡眠呼吸中止对大脑的影响还会导致高速公路上发生严重车祸。不论以什么标准进行衡量，卡车司机都是一项苦差事：不但要长时间坐在同一个位置上并长时间保持精神集中，还得为了各种各样的截止日期赶时间，长期的生活压力在很多卡车司机的身体上留下印记。斯特凡诺斯·N. 卡莱斯（Stefanos N. Kales）医生是哈佛大学医学院和公共卫生学院（Harvard Medical School and the Harvard School of Public Health）的一名副教授，他对卡车司机的生活方式对其身体所造成的影响进行了追踪调查，其后果包括营养不良、运动过少以及睡眠不足等。肥胖是在卡车司机中非常普遍的一种现象，因此他们比一般人群更容易出现睡眠呼吸障碍。以前曾有研究曾显示，大约有三分之一的大卡车司机会出现中度至重度的睡眠呼吸中止症状，这一比例意味着成千上万的卡车司机因不良睡眠要在公路上竭力保持清醒。卡莱斯对这一数据所产生的后果进行了调查。据他估计，患有睡眠呼吸中止症的司机发生交通事故的概率是普通司机的7倍。更令人不安的是，卡莱斯发现，在同卡车相关的交通事故中，有五分之一是由司机在驾驶过程中睡着所导致的。

很少有卡车司机愿意承认他们有睡眠呼吸中止的症状，其中愿意接受治疗的就更少了，因为这可能会让他们的商业驾驶执照被吊销，从而丢掉工作。卡莱斯进行了一项研究，对50个公司的近500名卡车司机进行了一段长达15个月的跟踪调查。对问卷进行筛选甄别后，研究人员发现，约六分之一的司机具有疑似睡眠呼吸中止症的症状。在这80个疑似病例中，只有20位司机愿意在睡眠实验中睡一晚接受检查。这20人全都被证明患有睡眠呼吸中止症，但只有一人愿意使用 CPAP 呼吸机进行治疗。"对卡车司机进行检查根本没什么效果，除非联邦政府强制或者公司要求进行治疗。"卡莱斯说。

美国政府问责局（Government Accountability Office）是联邦政府下的一个非党派研究机构，该机构发现对商业司机进行的资格认证长期以来一直忽视了一些严重健康问题，而这些健康问题可能会影响司机的驾驶能力。其发布的报告称，全美有超过 50 万的卡车司机在持有商业驾驶执照的同时，还从联邦政府申领全残保险金。睡眠呼吸中止症非常普遍，但对其治疗极为不足，这种问题有时会产生致命后果。2000 年 7 月，一辆大卡车在行驶中冲向正在保护高速公路施工区的田纳西高速公路巡逻车。在巨大冲击力作用下，巡逻车发生了爆炸，一名州警察在事故中丧生。这辆大卡车司机曾被诊断为睡眠呼吸中止症，但并未接受有效治疗。更严重的是这并不是他第一次发生事故。3 年前，他在犹他州也曾撞上一辆巡逻车。5 年之后，另一个患有严重睡眠呼吸中止症的卡车司机在堪萨斯州同一辆运动型多功能车相撞。车中的两名乘客，一位母亲和她 10 个月大的婴儿都在车祸中死亡。跟田纳西州的那名司机一样，这名大卡车驾驶员也曾被诊断出患有睡眠呼吸中止症。但为了拿到体检合格单，他找了一名从未给他治疗过的医生进行检查，并且隐瞒了自己的病情。后来这名司机被判犯有两项交通肇事杀人罪。曾有一项联邦提案要求必须对体重指数超过 30 的司机进行睡眠呼吸中止症检测，这一体重指数是肥胖的最低值。卡车司机对这一提议进行了抗议。"一个人的体重同其是否能够驾驶一辆 18 轮卡车之间没有直接关系。"一个代表约 16 万名商业卡车司机的组织代表如此说，"还有什么能比一个人的驾驶记录更好地显示其驾驶能力？"

睡眠呼吸中止症和体重问题并不仅限于美国，瑞斯迈并没有忽视这一点。基兰·加拉休（Kiernan Gallahue）是该公司总裁，他曾在宝洁和通用电气公司担任多种职位，后加入瑞斯迈。在新的工作岗位上，他依旧保持着蓝筹股公司上升期经理人那种一丝不苟的态度。他带我进入他的办公室，轻轻一按办公桌后面的一个按钮，从他身旁的书架中升起一块白板。他开始用图示解释公司的长期策略，在他的讲解中不时出现"我们公司正处于青春成长阶段"之类的话语，这样的清醒和不懈肯定会让他在哈佛商学院的老师为其感到骄傲。加拉休认为瑞斯迈的呼吸设备可以预防一些严重疾病，从而降低医疗成本。"对于控制成本问题，我们公司的产品就是解决办法。"他说。

与此同时，他们公司也指望能从全球肥胖率的持续增长中获益。麦当劳、肯德基和百事之类的西方快餐公司逐渐扩展到一些新兴经济体中，如中国和印度，这或许将成为瑞斯迈最大的增长动力。全世界人口摄入更多脂肪，就意味着将出现更多睡眠呼吸中止症病例，从而为瑞斯迈的产品创造一个更大的消费群体。"一般来说，人体需要的是低卡路里、低脂肪的食物。"基兰告诉我，"那是我们的身体经过几个世纪优化的结果。但随着经济的繁荣，出现了汉堡等高能量快餐，但实际上我们的身体并不适合这类食物。其中一个后果就是睡眠呼吸障碍发病率的飙升。"

在瑞斯迈总部，你会看到各种各样的细节，表明这个公司一直在努力超越自我。从加拉休的办公室往下俯瞰，可以看到一个郁郁葱葱的公园，似乎是为瑞斯迈公司员工准备的私人花园。一群工作人员正坐在其中一张长凳上吃午餐，另外还有许多其他长凳散落在这个比足球场稍大的空间里。金属雕像在阳光下微微闪光。我问加拉休设置户外活动区的目的是不是为了提升员工的生活品质和精神状态。他停顿了几秒钟思考我的问题，然后哈哈大笑起来。"实际上，我们是准备在那块地上建第二栋大楼。"他告诉我，"那个公园只是临时性的。"

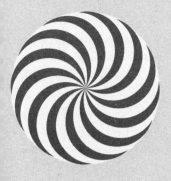

第十一章

数绵羊

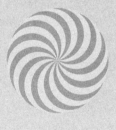

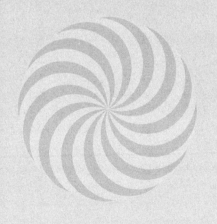

这是一部 1945 年的美国海军教学影片，开头场景是士兵坐在一个房间里观看卡通片。卡通片讲的是唐老鸭一遍遍尝试睡觉，却总是一遍遍失败，满屋子的人都被它的窘相逗得哈哈大笑。一开始，唐老鸭对枕头的位置判断错误，头一下子重重撞到金属床架上。接着，它的闹钟开始响个不停，声音大得把床头柜都震得晃动了起来。唐老鸭变得怒不可遏，拿起闹钟狠狠砸到墙上。最后，一切看似都平静下来了，于是它把头重新放到枕头上准备入睡，谁知折叠床一下子合起来，把它夹到中间。一个名叫卢茨基（Lucky）的士兵因唐老鸭的倒霉境遇笑得眼泪都流了出来，不停用手绢擦拭眼睛。

　　但坐在卢茨基旁边的一个卷头发士兵邦斯（Bunce）却表情阴郁，眼睛一眨不眨地盯着影片。当他周围的人哈哈大笑，互相开着玩笑时，他陷入了沉思，实在找不出唐老鸭不能入睡这件事有什么好笑之处。动画片放完了，卢茨基和邦斯准备离开。卢茨基问邦斯为什么没像其他人那样哈哈大笑。"有什么好笑的？"邦斯有些凶巴巴地反问他，"你们这些没心没肺的人，都睡得跟小婴儿似的。"

我们很快就明白了，原来邦斯一直饱受失眠的困扰，他觉得这种事一点都不好笑。于是卢茨基决定帮助自己的朋友在今晚克服失眠问题。他们开始刷牙时，他告诉邦斯不要再因为那个女孩一星期没给他写信而忧心忡忡了。淋浴时，他又安慰邦斯说，每个人都有失眠的时候。比如他们的部队准备袭击塞班岛（Saipan）的时候，所有人都没有睡着。最后当他们躺到床上准备入睡的时候，卢茨基又跟邦斯说，如果脑子里有什么烦心事一定要跟他倾诉。

但这些都没用。卢茨基脸上带着笑容，心满意足地睡去了，邦斯却直挺挺地躺在床上，盯着手表，感觉时间一秒一秒地流逝。此时摄像机对准他的脸部来了个特写，我们听到邦斯越来越狂乱的内心独白。"快睡着，快睡着！为什么我睡不着！每天夜里都这样。我受不了了。我宁愿去死。我或许会死掉……没有人，没有人可以天天夜里不睡觉还能活下来。这么一夜一夜又一夜！"

此时影片中出现了一个医生亲切的画外音。"哦，不。"他说，带有轻微的南方口音，并笑了起来，"我了解你的感觉。但在整个医学史中，并没有人因缺乏睡眠而死亡。"

对于正经历失眠的人来说，失眠并不会导致死亡，这种提醒是个小小的安慰。每天晚上，美国有五分之二的成年人在入睡或者保持睡眠方面存在问题，而这些问题跟一些长期的睡眠障碍症，如睡眠呼吸中止症，并无关联。当他们像邦斯一样躺到床上时，很多人都会陷入经典的失眠悖论中：他们非常渴望睡眠，却睡不着。"睡眠是种自相矛盾的情形。"纽约大学研究现代失眠问题的教授艾米丽·马丁（Emily Martin）指出，"它好像一种非常珍稀的东西……但同其他物品都不同，你若想要得到它，得先放弃拥有它的迫切欲望。"维克托·弗兰克尔（Viktor Frankl）在 1965 年指出："睡眠就像一只鸽子，只有在你不注意时，它才会落到你手上并停在那里，一旦你想要抓住它，它就会倏地一下子飞走了。"

对医生来说，失眠就像先有鸡还是先有蛋的问题。失眠是其他问题如抑郁的结果，还是其他一些问题的根源？美国国家精神卫生研究所（National Institutes of Mental Health）的一份报告发现，有失眠问题的病人患抑郁症的概率比没有睡眠问题的人要高出 40%。精神健康专家们越来越将抑郁或者焦虑视作失眠的影响，而非导致失眠的原因。因此处理失眠问题或许可以改善病人生活的其他方面。

但失眠是一种非常特殊且难以治疗的情形，因为它是自我引发的。我们的大脑具有一种特殊能力，可以对自身进行思考，失眠常常就是由大脑拒绝放弃对其自身进行思考导致的，弗吉尼亚大学的丹尼尔·M. 韦格纳教授（Daniel M.Wegner）将这种元思考现象称为"一种适得其反的心理控制过程"。为了说明这种概念，你可以想象这样一种情形，有人告诉你要尽可能快地放松下来，大多数人的第一个反应却是立即紧张振奋起来。当他把这种任务告知实验对象，韦格纳发现，正常人都会变得焦虑起来，因为他们的大脑会持续监控自己达成目标的进程，每一秒都在进行自我评估。同样，一个人的睡眠需求变得越迫切，睡眠就显得越遥不可及。这种问题会一晚一晚加重，从而导致长期失眠。

韦格纳演示了大脑这种适得其反的控制感是如何在真实的睡眠过程中发挥作用的。他发给 110 名本科生每人一部随身听、一盒磁带和说明，要求他们晚上关灯上床睡觉时开始听。这些学生的睡眠全都正常，没有任何失眠史或其他类型的长期睡眠障碍。当他们躺到床上时，其中一半被试者会听到如下信息："晚上好……当你听着下面将开始播放的音乐时，你要尽可能快地入睡。你的任务就是让自己在录音结束之前睡着。请集中精力快速入睡。"与此同时，另一个小组听到的信息则相反，"你的任务就是想什么时候睡着就什么时候睡着"，录音中这么说。

这个实验的设计还包含另一层面：焦虑。在任务说明之后紧接着会开始播放音乐。被要求尽快睡着的被试者中，有一半数量的人会听到军乐队响亮的演奏乐。韦格纳选择这种音乐，是为了给被试者增加额外的心理障碍。这样一来，他们不但有入睡期限，能不能睡着都是问题。而另一半被试者则会听到被该实验称为"新世纪音乐"的声音，"……是一些令人放松的户外声音，比如鸟鸣声、蟋蟀叫声，远处则是小溪的哗哗流淌声"。另一组数量相同且可以在任意时间睡着的被试者，也是要么听到军乐声，要么听到蟋蟀鸣叫声。这些音乐将持续一个半小时。

如预想的那样，被要求尽快入睡的被试者进入睡眠状态所用的时间更长。他们的心思过分集中于尽快在录音结束之前睡着，因此会不断检查自己的入睡进度，导致思维无法放松，难以入睡。同样不出所料，那些一边听着军乐队沉重音乐，一边想要赶快入睡的被试者入睡表现最糟。

但实验出现了人们没有预料到的情况。被要求尽快入睡的小组，其糟糕经历并不仅仅限于聆听军奏乐的90分钟内。即便音乐结束了，跟其他小组相比，这些被试者整个晚上醒来的次数也更多，再次入睡也更加困难。到了第二天，他们的精力明显不如其他实验对象。听着音乐努力入睡的压力一直延续到第二天早晨。正如观看军队教学影片的邦斯那样，他们一上床就极度渴望睡着，这种迫切感反倒让他们的大脑整晚都无法平静下来。韦格纳正是用这种实验方法引发了失眠。

治疗失眠同样不容易。其中一个原因是，总的来说，科学对于什么是失眠首先就定义模糊。由于汽车报警器整夜吵闹或者第二天的工作充满压力，导致一晚没睡好觉，这不是失眠。研究者通常认为，失眠是一个人连续好多天在平静的夜晚想要睡却睡不着的情形。美国国立卫生研究院（The National Institutes of Health）将失眠界定为"在至少一个月的时间里，入睡或保持睡眠困难，或睡眠质量极差，无法恢复精力"。典型的短期失眠没有明确引发原因，同时又是一种非常普遍的现象。另外，在美国约有十分之一的人会在一生中经历长期失眠。

没有医学检测可以确定某个人只是暂时性失眠，还是更加严重的睡眠失调。一些病人会去睡眠实验室诊断，以排除诸如睡眠呼吸中止症之类的情形，但知道自己不存在什么问题对于解决已有问题并没有多少帮助。与检测相反，医生诊断失眠的证据一般都是依靠病人的自我陈述，但这种自我陈述常常模糊不清，因为人们很难精确知道自己在某天夜里到底睡了多少个小时。例如，在睡眠实验室入睡的病人，常常抱怨自己用了一个多小时才睡着，但脑电波图表却显示他们不到十分钟就睡着了。自我陈述的问题并不仅仅是判断需要多长时间入睡。很多病人在实验室里醒来后，会声称自己昨晚一点都没睡着，录像和脑电波显示的却可能与他们的说法完全相反。

这正是意识面对睡眠时所产生的悖论之一。我们很难判断出自己睡着的时间，因为这段时间感觉像是不存在，是一段思维和直觉的断裂。我们清楚记得的，反倒是那些宁愿忘记的时间：午夜时分盯着手表上的时间一分一秒流逝，把枕头绝望地翻来翻去，希望另一面更凉爽一些，踢开被子，或者更使劲裹紧。这些经历即使只持续几分钟，也会被我们的大脑无限放大，遮蔽了我们平静入眠的时间，仅仅是因为我们可以清楚记得它们。

当失眠开始影响到正常的生活时，很多人会求助于药物。仅美国一地，每年跟入睡、保持睡眠或者睡得舒适相关的产品销售额就达300亿美元，比全世界年电影票房总额还要高。这些利润的最主要组成部分是安眠药。这是一个相当值得注意的变化，因为别忘了不久以前公众对于安眠药的态度仍然是深恶痛绝，以至于曾发行至 20 世纪 60 年代的《君子杂志》(*Esquire*) 的子杂志《王冠杂志》(*Coronet magazine*) 将这种药物称为"死亡之门"。

1903 年，一个名为约瑟夫·冯·梅林 (Joseph von Mering) 的医生和一个名为埃米尔·费舍尔 (Emil Fischer) 的化学家首次发明出了一种声称可以安全引导人们入睡的现代药物。15 年前，冯·梅林曾因发现胰岛素由胰腺分泌而名声大噪，该发现使糖尿病的治疗往前跃进了一大步。当时为了发现胰腺到底有什么作用，冯·梅林把他的狗开膛破肚，切除了它的胰腺，然后观察接下来会发生什么。那只狗挺过了手术，为自己的痛苦进行了短暂"复仇"。虽以前受过训练，它却开始在冯·梅林的实验室里撒尿。撒尿次数越来越多，冯·梅林决定对尿液进行检测。他发现狗的尿液含有大量糖分，而这正是糖尿病的症状之一。

为了推广这种药物，冯·梅林和费舍尔将他们发明出来的这种安眠药称为"佛罗拿"(Veronal)，希望这个名字能让人们联想起安宁而平静的维罗纳城 (Verona)。这种新型药品属于名为巴比妥 (barbiturate) 的一类药物，服用少量会让病人产生喝醉般的感觉。虽然这种药物至少可以让一些病人暂时进入佛罗拿广告所描述的"自然睡眠"状态，但它们有非常严重的副作用。其中最主要的就是身体容易产生抗药性，为了继续发挥作用，病人需要逐渐加大服用剂量。

若不是建议服用量同致死量是如此接近，尤其同少许酒精混合服用更是危险，事情也许不会那么糟糕。在接下来的60年中，这种安眠药发生了无数意外服用过量事件，多是病人在半睡半醒之间多服用了一两片。披头士的经纪人布赖恩·爱泼斯坦（Brian Epstein）服用了致死剂量的巴比妥药物后在其伦敦家中死亡。他的死亡后来被官方认定为一次意外事故。巴比妥药物的广泛使用和安眠效用，使得它们成为一系列广为人知自杀案件中无法摆脱的因素。演员格兰特·威瑟斯（Grant Withers）曾出演过约翰·韦恩（John Wayne）的一系列影片，1959年服用安眠药自杀。三年之后，人们在玛丽莲·梦露（Marilyn Monroe）的遗体旁发现了一瓶巴比妥类安眠药。经过了这些好莱坞死亡事件，该类药物的销量骤降，医生和病人们心惊胆战地意识到，原来放在自己浴室里的这些药物可以如此轻易地杀死一个人。

20世纪70年代，一组名为苯二氮平（benzodiazepines）的镇静类药物流行开来，因为它们比以前的安眠药更安全一些。这类药物，包括安定（Valium）和氟硝西泮

（Rohypnol），通过作用于大脑中将人从睡眠中唤醒的神经末梢而产生安眠效果，因此服用了这类安眠药的人很难被叫醒。这种药物相较于巴比妥类药物有了一些改进，极大降低了过量服用的危险，但这种药物会使病人产生一种快乐的感觉，所以极易被滥用。这还不是问题的全部。20 世纪 80 年代末，在服用了一种名为酣乐欣（Halcion）的苯二氮类药物后，有病人出现失忆现象。

跟服用这种药物有关的情形中，最严重的是一种叫旅行者失忆（traveler's amnesia）的症状，常出现于国际旅行中。出现这种症状的一个典型病人，常常是在红眼航班上服用了一片酣乐欣以试图减轻时差适应困难，但在目的地醒来时，却发现自己的记忆一片空白。他们会忘了自己是谁、从何处降落，以及自己为什么在这里。其他一些人则会在宾馆房间醒来后，发现自己对于飞机落地、通关或在机场坐出租车的过程没有任何记忆。英国在 20 世纪 90 年代禁止了这种药物，另外还有几个国家严格限制其使用（但在美国这种药物依然合法）。

1993 年安眠药市场发生了改变，一家现在被称为赛诺菲 – 安万特（Sanofi-Aventis）的法国公司生产了一种名为安必恩（Ambien）的新型安眠药，其通用名称为唑吡坦

（zolpidem）。安必恩同苯二氮平的工作原理相同，只不过其副作用更小。这种药物看起来非常安全，因此很多长期以来拒绝为轻度失眠开药的医生也慢慢开始接受。安必恩很快主导了整个安眠药市场，每年销售额达10多亿美元。曾经一度美国每开出10份助眠药物处方，就有8份是安必恩。这种近乎垄断的地位，其他药物只能望其项背。

一直到2005年它才出现了第一个竞争者。当时马萨诸塞州马尔伯勒（Marlborough）一家名为赛普拉科（Sepracor）的生物科技公司生产了一种叫鲁尼斯塔（Lunesta）的药物，也被称为艾斯佐匹克隆（eszopiclone）。虽然同安必恩一样都属于唑吡坦类药物，但鲁尼斯塔有两大优势。其中之一是美国食品药品管理局（FDA）批准这种药物可以长期使用，这就意味着病人不必像服用安必恩一样每过几天就要停用。第二个优势则是其进行的品牌推广活动，在鲁尼斯塔的广告中有一只绿色的小飞蛾，轻轻落到正在假装睡觉的演员那带着快乐微笑的脸上。"鲁尼斯塔的名字中隐藏有'鸟巢'这个词，因此人们会在睡觉时想到他们的安乐窝。"一位品牌顾问称赞该药物的宣传时说道。赛普拉科为了让每个人都能看到它的"小蛾子"，在鲁尼斯塔推出当年不惜花费2.3亿美元的广告费用来宣传，成为当年推广势头最猛的药品。

　　全部加起来，安眠药在 2005 年到 2006 年的广告费用超过 10 亿美元。无数安眠药广告引发的失眠恐怕跟其治疗的数量不相上下。正如韦格纳要求被试者尽快入睡的实验所显示的那样，不断接收关于良好睡眠的提醒和广告有可能让人们陷入失眠循环中，因为人们会开始忧虑自己的睡眠是不是达到了广告所展示的睡眠状态。一年之内，全美国开出的处方安眠药总数量从 2 800 万片升至 4 300 万片。每周有 12 万名新病人要求医生给他们开处方安眠药，这一增长势头几近 Facebook 的扩张速度。鲁尼斯塔上市第一年销售额就达到了近一亿美元，华尔街分析者宣布，鲁尼斯塔将会像百忧解（Prozac）占据抑郁症治疗市场那样占据失眠症市场。《品牌周刊》（*Brandweek*）授予赛普拉科公司"年度营销奖"，并宣称，多亏了该公司，"失眠重新变得性感起来"——虽然严格来说失眠从来就没性感过。到 2010 年，美国近四分之一的成年人的药箱里都有处方安眠药的踪影。

　　但此时故事发生了转折。许多研究显示，像安必恩和鲁尼斯塔这样的唑吡坦类药物对于睡眠质量并无明显改善，它们只是稍微增加了一些睡眠时间。由国家卫生研究院赞助的一项研究发现，服用大众处方安眠药的病人比服用糖剂的病人入睡时间只快了 12 分钟，整个夜晚的睡眠时间只多了 11 分钟。

如果这种大众安眠药并不能增加睡眠时间或改善睡眠质量，为什么还有那么多人服用？其中一个原因就是广为人知的安慰剂效用。不论服用哪种药物，甚至是糖剂，都能够给予人们一定的心理安慰。但安眠药的作用不仅仅只是心理安慰。唑吡坦类药物还有一种奇怪的效果，人们在服用这类药物之后可以产生顺行性遗忘（anterograde amnesia）。换句话说，服用这种药物会让大脑暂时难以形成新的短期记忆。这就解释了为什么服用这种药物的人即使在深夜辗转反侧难以入睡，第二天起来后却会说自己昨晚睡得很香。大脑只是没有记录这些清醒的时间，因此病人第二天醒来时脑中没有任何失眠记忆，完全不记得过去六七个小时所发生的事情。有些睡眠医生认为这并不是什么坏事。"如果你并不记得自己躺在床上长时间辗转反侧，从某种意义上来说，这种效果跟睡着了一样好。"一名制药公司的医生如此说，我采访的许多睡眠医生和内科医生普遍持有这种观点。

但如果有病人服用了唑吡坦类药物实际上却没有在睡觉，严重的问题就产生了。有病人抱怨说自己曾在第二天醒来后发现床上有糖果包装纸之类的东西，或发现厨房里的煤气灶被打开，冰箱里的比萨有咬过的痕迹。其他一些人则在梦游时摔倒而扭伤手腕，或者醒来后拿起手机，发现里面有一连串没有任何记忆的通话记录。安必恩给老虎伍兹的风流艳事平添了几分猎奇意味。他爆料，他们在做爱前会服用这种药物，因为这会降低他们的拘束感。在网络论坛"睡眠网"（Sleepnet）上，有病人记录了自己因这种安眠药惹上的诸多麻烦。"很多人试图让我相信安必恩是种很好的药物。或许它对一些人很有效，但是我得说，对于我和我的家人来说，这种药物真是一个巨大的噩梦。"有个人这么写道，"服用这种药物后，我曾做了最危险、最令人耻辱的事情。举几个例子，我曾给那些我永远都不愿意联系的人打了电话，还说了我永远不愿意说的话，这让我们的关系变得极其尴尬，我不得不费力解释自己打电话的原因；我还曾在服用药物后跟人发生性关系，事后浑然不知；还曾在深夜离开公寓，如着盛装般穿着睡衣去购物；有一次我用指甲油把整个公寓的墙壁涂画得满满当当。这一切真是噩梦般的经历。"另外，肯尼迪家族的一名成员曾因服用安必恩而发生车祸。之后不久，美国食品药品管理局对唑吡坦类药物颁布了新的管理条例，要求药剂师提供这种药物时需向病人说明服用后可能产生的一些危险，如梦食、梦游或梦驰等。

但这些警告对于安眠药的广泛流行并无太大影响，尤其是最受欢迎的安必恩的价格现在变得更加便宜。就在食品药品管理局颁布新条例前几个月，安必恩过了专利保护期。虽然由于价格变得更加低廉，安眠药的年销售总额当年下降了10 多亿美元，但服用安眠药的人数仍保持稳定。而很多病人发现如果不服用安眠药，晚上的睡眠会变差，这种恶性循环增强了他们对这些只能短期服用的药物的依赖。没有药物辅助入睡所产生的心理压力，同一开始引发失眠循环的心理压力如出一辙。

但还有一种不使用处方药即可治疗失眠症的方法，病人也不用像服用药物那样，一旦停药又故态复萌。查尔斯·莫兰（Charles Morin）是魁北克拉瓦勒大学（Laval University）的一名心理学教授。十多年来，他一直在研究行为矫正是否可以像药物一样有效治疗失眠症。他主要研究一种叫认知行为疗法（cognitive behavioral therapy）的咨询方法，心理学家通常使用这种疗法治疗患有抑郁症、焦虑症或恐慌症的病人。这种疗法包含两个部分。一方面咨询师引导病人在一些令人不安的想法出现时，学会识别并勇敢面对这些想法。另一方面，病人要将所有日常行为都记录下来，这样可以对他们的选择所产生的结果进行视觉化呈现。

当用作治疗失眠时，这种疗法着重帮助病人消除睡眠不足会让自己第二天什么都做不了的恐惧想法。这是用来应对失眠另一个具有反讽意味的特性：莫兰发现无法入睡的人通常比正常入睡的人对睡眠的期待更高。失眠病人会认为一晚上糟糕的睡眠会立刻引起健康问题，或对他们第二天的情绪产生放大影响，这种思维过程就好像一种心理高压锅，午夜时分睁着眼睛看着时间一分一秒流逝，会让他们变得越来越焦躁，就好像不断往伤口上撒盐一样。在这种逆反逻辑中，失眠的人反倒会把睡眠看得极端重要。越是这样，失眠的人越是无法入睡。

在一项 1999 年进行的研究中，莫兰征集了 78 名年龄超过 55 岁的被试者，他们都患有长期失眠症，最短的是 15 年。他把被试者分为四个小组。他向第一个小组发放了一种叫替马西泮（Restoril）的安眠药，这是一种苯二氮平类镇静药物，通常用于短期失眠。第二小组则用认知行为疗法进行治疗，主要是改善他们对睡眠的期待和习惯。该小组的成员要写睡眠日记，或者同咨询师会面谈论他们的睡眠习惯。向第三小组发放的是安慰剂。第四小组则结合使用替马西泮和行为疗法。

这个实验持续了 8 周。莫兰之后就新的睡眠习惯以及每晚的睡眠质量，访问了所有被试者。在实验开始前几天，服用安眠药的病人睡眠改善最为显著，整晚都能呼呼大睡，完全没有出现预想中深夜辗转失眠的情形。而使用认知行为疗法的病人则在稍后几天出现了相似的睡眠质量改善情形。这说明在短期内，安眠药似乎可以缓解失眠的痛苦。

但接下来，莫兰在失眠研究领域做了一件非同寻常的事情：他等待了两年。两年过后，他再次联系了所有被试者，询问他们的睡眠习惯。在研究失眠症方面，这种做法非常具有创新性，因为对于失眠症，一般认为病人正常入睡几个晚上后问题就解决了。但莫兰想要发现对于长期失眠症的深层原因，到底是安眠药还是行为疗法更有效。在实验中服用安眠药的被试者告诉他，一旦停止服药，他们的失眠症就又复发了。但是采用行为疗法的大多数被试者则能够一直保持他们在第一次实验中显示出的睡眠改进。从长远来看，降低病人对于睡眠的期待，并且帮助他们认识到是什么原因导致自己的失眠，要比药物更加有效。"在短期内，药物很有帮助。"莫兰说，"但从长远来看，人们需要改变实际的睡眠习惯——而这正是行为疗法可以帮助他们做到的。"

行为疗法还可以帮助人们戒除对安眠药的依赖，不论这种依赖是真实存在还是病人的心理作用。莫兰在一项2004年的研究中发现，那些逐渐减少安眠药用量，同时辅以行为疗法进行治疗的病人，近十分之七的人在七个星期后完全摆脱了药物。而只是单纯通过减少剂量来停止用药的病人中，只有一半成功停药。进一步的检测显示，采用行为疗法进行治疗的病人其睡眠质量也更好，处于深度睡眠和快速眼动睡眠阶段的时间更长。同一年另一项独立研究发现，在采用认知行为疗法的被试病人中，一半的人感觉不需要再服用安眠药。这些研究以及其他一些认知行为疗法的研究结果非常有说服力，因此从国家卫生研究院到《消费者报道》(*Consumer Reports*)等各种组织现在都开始建议，行为疗法应该是失眠治疗的首选疗法。

而对于饱受失眠困扰的士兵邦斯，最终对他起到帮助作用的是一个跟认知行为疗法相当接近的建议。医生的画外音告诉邦斯，他应该将担心睡不着的时间用来改进自己的放松能力。"先这么做。"医生说，"放松是一项技巧，正如击中一个目标。它需要练习，集中精力，然后再进行更多练习。"医生教给了邦斯渐进松弛疗法(progressive relaxation therapy)的一些基本技巧。首先放松双脚，然后伸直两腿，让身体自然陷进床里。继续放松身体，眉头舒展，松开下巴，所有这些策略都是为了将他的心思从对睡眠的过度关注上解放出来。

但是这种疗法对有些失眠病例并无效果，因为这类失眠并不是由大脑自我施压所导致的，而仅仅是由于年龄渐增引起的。随着年龄逐渐增长，我们的睡眠结构会发生一些细微变化。到 40 岁左右，成年人每天晚上处于快速眼动阶段的睡眠时间开始减少。此时，大脑开始重新调整睡眠模式，将更多的时间用于浅层睡眠。不久，25 岁睡着时完全听而不闻的狗叫声，会让 50 岁左右的人完全无法入睡。这些改变会在 10 年的时间中逐渐发生，到 50 岁时变得明显起来。当人们到 65 岁时，常常会在晚上 9 点左右入睡，然后在凌晨三四点醒过来。

很多老年人所说的失眠很可能只是一种古老生存机制的延续。卡罗尔·沃思曼（Carol Worthman）是亚特兰大埃默里大学（Emory University）的一名人类学家，他认为现代安静的卧室环境、厚厚的泡沫床垫，以及温度控制会让人们产生一种错觉，以为睡眠总会非常容易地到来。然而，我们的大脑构造并未完全被卧室的舒适所俘虏。对于早期人类来说，没有锋利的爪子和牙齿吓跑潜在捕食者，深夜躺下睡觉的这段时间也是他们最无防御性的时候。

同龄人相关的睡眠模式说明大脑依然认为我们生活在群体中，并在群体中入睡，沃思曼说。为了说明这一点，她指出三类成年人却有着截然不同的睡眠结构。正在经历青春期的青少年根本无法早睡，如果条件允许他们在晚上 10 点以后才会自然入睡。而他们的祖父母晚上常常睡得很早，一次却只能睡三四个小时。中年人则介于这两种极端之间，如果环境允许，他们也愿意早睡，但如果需要工作熬夜，他们也能通宵不睡。这些互相重叠的睡眠交替轮班可以确保一个家庭中总有人处于清醒状态，保持精神警惕，或至少接近这种状态。在这种古老的生存系统中，无法像其他家庭人员一样手脚灵便的老年人，其神经自然就比较敏感，稍有风吹草动就会醒过来，不会处于深度睡眠中太久，因为面对捕食者他们是最容易受到伤害的一个群体。

如果我们生活在波卡拉顿（Boca Raton）的公寓里，这种生存本能并没有多少用处。一项由国家睡眠基金会（National Sleep Foundation）在 2003 年进行的调查显示，年龄处于 55 岁到 84 岁之间的人群中，有近 70% 的人经常有睡眠问题。当安眠药或者呼吸面具无法提供解决之道时，剩下的可能就是睡眠医学的一个最新分支：关于如何自然而然好好睡上一觉的科学。

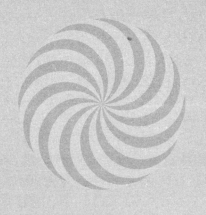

第十二章

睡精灵

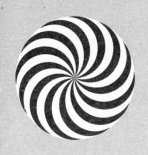

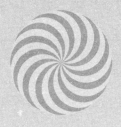

这个故事的缘起只是为了取得更好的学习成绩。2003 年秋，布朗大学（Brown University）的学生贾森·多纳休（Jason Donahu）坐在客厅里，正在倾听一个朋友的讲述，后者刚参加完一个心理学讲座，迫不及待地分享自己学到的知识。在当天的课堂上，他的教授讨论了睡眠惯性（sleep inertia）的概念。简单来说，就是如果一个人从某个睡眠阶段醒来，大脑更高级的一些功能——如做决定、回忆起重要事实、指挥身体做出精确动作——会无法正常运行。正如物体的运动惯性，大脑此时会抗拒改变其当前所处状态。

当大脑突然从深层慢波睡眠中醒来，并且面临复杂现实时，这种现象最为明显。此时逻辑会变得模糊不清，反应速度变慢，大脑迫切渴望继续倒头睡去。第一个注意到这种情形的科学家将其称为睡醉。睡醉程度最深的情况出现在一个人被从夜晚第一阶段的深层睡眠中叫醒的时候。在很多研究中，被从这个阶段叫醒的被试者常常对周围的环境反应稀里糊涂，无法辨认方向，并做出一些奇怪的举动，例如拿起床边的台灯，像打电话似的对着台灯说话，而他们对这种错误浑然不知。

在航空安全中，睡眠惯性是为人们所熟知——也是所深深恐惧——的一种情形。突然从驾驶舱小睡中苏醒过来的飞行员很可能会做出一些危及生命的错误决定。兹拉特科·格卢希察（Zlatko Glusica）是印度航空快运公司（Air India Express）的一名机长，2010 年 5 月，他驾驶一架载有 166 名乘客的飞机从迪拜（Dubai）飞往门格洛尔（Mangalore）。门格洛尔是印度南岸一个繁忙的港口城市，它的机场跑道非常短，在飞行员中以降落难度大而知名。53 岁的格卢希察是名老飞行员，有一万多小时的飞行时间。更重要的是，他之前曾驾驶飞机在门格洛尔降落过 19 次。在这段跨越阿拉伯海（Arabian Sea）的三小时航程中，格卢希察大部分时间一直在呼呼大睡，后来人们从驾驶舱里找到的录音设备把他的酣睡声录了下来。在这架波音 737 客机即将降落时，格卢希察醒了过来，从副驾驶员那里接档驾驶飞机。情况立即表明，格卢希察的状态不适合安全驾驶飞机。副驾驶员不断提醒他飞机的飞行角度是错误的，应该重新拉高，再次尝试降落。但是格卢希察此时由于睡眠惯性正晕晕乎乎的，没有处理这个危险信号，而是继续按照自己的航线前行。驾驶舱录音机里传来的最后声音是副驾驶员尖叫着大喊跑道不够用了。最后这架飞机滑出跑道，燃烧起火。机上只有 8 人幸免于难。

让我们把思绪重新转回布朗大学，大三学生多纳休听到睡眠惯性时想到的却是完全不同的问题。他回想起自己为了准备考试通宵开夜车的经历，第二天早晨醒来头脑一片迷糊，好几个小时都无法集中精神，而前天晚上记住的那些内容也全都忘了，考试结果自然惨不忍睹。坐在客厅里，多纳休开始考虑，有没有可能完美地安排他的睡眠时间，在一个理想的时刻醒来，破解身体的节律，按照需要进行调整。他开始在布朗大学工程学院附近转悠，希望能找到一个同道中人，共同开发出一种便宜且便捷的方式来追踪记录睡眠阶段，而不是像专业睡眠实验室中那样需要各种错综复杂的电线和仪器。然后他遇见了本·鲁宾（Ben Rubin）。鲁宾也是一名大三学生，他对捕捉大脑中看不见的活动并利用这种信息改进生活的想法饶有兴趣。

于是，多纳休和鲁宾利用从一项商业竞赛中赢取的奖金，开始设计一种仪器原型，这种仪器可以跟踪睡眠的不同阶段，并且在睡眠周期中的最佳时刻把人叫醒。他们的设计理念非常简单，就是在睡觉的时候把一个脑电波跟踪监视器戴在额头上，监视器每隔 30 秒钟记录一次大脑活动，从而估计出入睡者目前所处的睡眠阶段。在睡觉之前，使用者可以设定第二天起床的时间。在设定时间前半个小时内，如果仪器监测到入睡者正处于浅层睡眠，就会响起闹铃，从而使其顺利过渡到清醒状态，开始新的一天。在睡眠和苏醒的角力之中，如果可以避开睡眠惯性，早起一会儿是更好的选择。

然而，他们的第一批使用者对这种产品的关注点完全不同。一旦他们看到了自己的总睡眠时间，以及睡眠周期记录，就不再关心这种仪器的叫醒功能。"我们的一些朋友是第一批被试者，当他们发现自己每天晚上醒来 8 次，自己对这一切却完全不记得时，有些人开始感到不安。"多纳休告诉我。跟踪并分析睡眠时间和睡眠质量，比在某个最佳时刻醒来更吸引使用者。多纳休和鲁宾决定推翻重来，对仪器进行重新设计，这次他们将重点放在采集睡眠信息上。

6 年之后，他们将开发出的仪器投入市场。这种产品现在被称为"佐伊个人睡眠教练"（Zeo Personal Sleep Coach）。使用者只要在晚上入睡时把一条黑色的头巾戴到额头上，就可以破解神秘的睡眠时间了。头巾上面有一块坚硬的塑料方块，塑料方块里面是三个监视器，这些监视器可以收集大脑的电波活动和眼球的横向活动，同时时刻监视睡眠的各种生理指标。如果监测到睡眠纺锤波（sleep spindle）——一种快速上升下降的脑电波，每两三秒钟发送一次——就意味着入睡者正处于 90 分钟睡眠周期中的最浅层睡眠阶段。长慢波是最深层睡眠的标记。如果脑电波活动同苏醒时的电波活动相似，且眼睛快速转动，则说明入睡者正处于做梦阶段。当把监视器插入一个可以兼做闹钟的基座上，佐伊显示屏上就会出现一个图表，可以精确显示出前一晚睡眠的各种阶段。戴上佐伊头巾睡一晚，使用者就可以知道自己在凌晨 1:45 至 2:10 这段时间正在做梦，或者分别在 3:30 和 4:30 短暂苏醒。

　　佐伊监测仪真正具有突破性的是其第二种功能。将入睡者每天晚上的苏醒次数、深度睡眠时间和总睡眠时间用某种算法进行计算后，佐伊可以对使用者每天晚上的睡眠进行打分，得出一个数字，这个分数被称为 ZQ（睡商），分值范围为 0 到 120，其中 0 代表最差睡眠，120 代表最佳睡眠。自从 ZQ 分数出现后，睡眠进入数据和追踪时代。任何可量化的标准都蕴含着改进可能。正如胆固醇水平、体重和血压那样，睡眠现在可以被转化成一种数字曲线图，为个人的睡眠改进提供指导。现在不用通过专业机构，使用者就可以将自己某一天晚上的睡眠同另一天晚上进行比较。"测量本身不是最终目标。"鲁宾告诉我，"最终目标是改进，不论是测量跑步、睡眠还是体重都是如此。测量可以让你以一种全新的方法进行改进。"

每个人都想拥有完美睡眠，但这种愿望几乎没人可以达到，数字或许可以为实现这种野心提供某种方法。这件事说起来容易，做起来难。无数研究显示，通常情况下人类不但很难判断自己某天晚上睡得如何，对于如何改进睡眠也一筹莫展。精确估算入睡需要多长时间或将两个晚上的睡眠进行比较，这好像超出了我们的能力范围。睡眠科学在其短暂的历史中，可以提供的指导亦是寥寥无几。研究者的研究重点一直集中在睡眠呼吸中止症和异态睡眠等各种睡眠失调问题上，睡眠医学领域将更多的时间用于研究为什么人们在某个晚上的睡眠出了问题，而不是为什么另一个晚上睡得很好。

直至最近睡眠科学才发现了良好睡眠的奥秘。入睡，并且整晚保持睡眠状态，似乎是一场双线战斗。第一阵线发生在大脑里。从躺下入睡到大脑发送第一个标志睡眠开始的纺锤波信号的过程中，入睡者的大脑必须将注意力从周围环境和日常事务中解放出来。这个过程要求入睡者放弃对其思维的直接控制。与此同时，身体必须足够舒适，使大脑完全忘记自己同身体相连。在这个昏昏欲睡的过程中，身体和大脑有一方面受到阻碍，就会导致失眠。

对于穿上睡衣准备入睡的普通人来说，很少有人注意到促成良好睡眠的这种双重条件。相反，很多人认为身体上的舒适是保证夜里休息良好的唯一条件。正是由于这种原因，床垫可能是人们生活中最基本的消费品，同时也是被了解最不充分的。很多走进床垫商店的消费者，对于自己到底喜欢哪种类型的床垫，常常是一片茫然。因此，《消费者报道》上人们对购买新床垫的疑问仅次于购买新车的疑问。

关于床垫的最大问题——硬床垫好还是软床垫好——是一段漫长而充满重重迷雾的历史。在一份名为《都柏林小报》（Dublin Penny Journal）的爱尔兰报纸上，一个被人们称为"著名医生阿伯克龙比"（Celebrated Doctor Abercrombie）的作者在 1833 年的一篇文章中写道，"我们所睡的床垫，或者床，一直都应该是硬邦邦的。没什么比软床对健康更有害了。软床会让人变得孱弱，使身体变得柔软松弛，使人们再也无法承受贫穷生活"。而在 20 世纪七八十年代，一场反对硬床垫的风潮造成水床的短暂流行。这种沉重且容易漏水的床垫在 1988 年达到销售顶峰，卖出了 380 万个，之后便开始下降。那之后，水床被重新命名为"漂浮床"（flotation mattress），但改名并未再次重振其销售伟绩。① 2008 年，医学期刊《脊柱》（*Spine*）似乎解决了床垫硬度的问题。该杂志发现，睡在硬床垫和睡在泡沫床垫上的人在背痛方面没有多少差别。喜欢硬床垫还是软床垫只是个人偏好问题，别无其他。

事实上，你觉得最舒适的床垫可能就是你正睡的床垫。一项在 1950 年进行的研究最早注意到这种习惯性倾向。在这项研究中，被试者要对自己家中床垫的硬度以及整体睡眠质量进行打分。然后他们会在实验中的三张床垫——一张硬的，一张软的，还有一张介于二者之间——上睡三个晚上。在实验最后，研究者总结了每种床垫的总体满意度。影响被试者打分的最大因素是该床垫同自己家中床垫的相似度。50年后，一个德国医院的研究者决定再次寻找完美床垫。经过半个世纪的睡眠研究，他们认为应该可以找出床垫的最理想硬度，从而让医院的每个病人都能享受最大限度的舒适。但

---

① 水床唯一增长的市场是在牛棚里。牛喜欢它们。这种床垫可以减轻牛的关节压力，并且保持其乳房干燥，从而预防一些健康问题。"先进舒适科技"（Advanced Comfort Technology）是一家位于威斯康星的公司，是奶牛场水床的主要供货商之一。它卖得最好的一款产品的宣传语非常简单："从现在起 4 年、8 年或 12 年后，你的奶牛躺在双腔水床（Dual Chamber Waterbed）上，依旧能享受跟第一次使用时同样的舒适感。"

人类的身体并不像他们希望的那样精准高效。"在所有测试床垫中，并没有一种全球一致的偏好。"该德国研究小组发现。他们带着一种被迫放弃的无奈继续说明，"每个人似乎都建立起了自己的睡眠习惯，这也就意味着实验结果只能在同一个被试者身上进行比较"。正如 1950 年的研究一样，该研究中的被试者最喜欢的床垫是自己感觉最熟悉的那种。

但对于良好的睡眠来说，舒适的床垫并不一定是必需品。20 世纪 60 年代，睡眠科学历史上最优秀的研究者之一威廉·德门特（William Dement）收到一家公司测试新产品的委托函，该公司最近研发出一种高科技床垫，在这种床垫内部，热气会流经无数细小的陶瓷珠子，那种感觉就好像睡在一张热泥做成的床垫上。"我们实验室里的每个人都认为这是他们睡过的最舒服的床垫。"德门特后来曾这么说。该公司想让德门特通过实验确定，睡在该产品上人们会感觉多么舒适，同普通床垫相比这种高科技床垫售价高达几千美元。为了使最终结果对比更加鲜明，德门特决定在研究中加入第三种选择：睡在没有任何垫子的水泥地板上。实验志愿者们非常勇敢地在三种地方都睡了一晚，德门特的小组稍后对结果进行了评估。"我们真是感到非常惊讶。"他写道。在三个不同的地方，志愿者的睡眠质量以及睡眠总时间并没有明显差别。不管是在水泥地面上，还是在高科技床垫上入睡，被试者的睡眠基本大同小异。

虽然舒适的床垫或许对睡眠质量影响不大，但卧室里的其他几种因素却的确会对睡眠质量造成影响。专家将这些影响因素统称为"睡眠卫生"（sleep hygiene）。这些因素大多是一些常识。比如如果你喝咖啡会睡不着觉，晚上喝咖啡明显不是个好主意。在睡觉之前喝酒也不是一种明智的行为。喝上一杯酒或许能够加速入睡过程，但到下半夜酒精的不良影响就会开始显现。随着身体在新陈代谢过程中分解酒精，酒精会增加入睡者在夜里短暂醒来的次数。一直到血液里的酒精水平降到零，这种影响才会停止，而且酒精会让身体无法进行充分的恢复性深度睡眠。

在注意生物钟的情况下形成一些习惯会让睡眠变得更加容易。例如，充分接触自然光可以让身体的生物钟同昼夜循环一致，使大脑在每天晚上 10 点左右增加血液中褪黑素的水平，变得昏昏欲睡。同样道理，亮光——包括电脑显示屏或电视屏幕发出的蓝光和白光——会欺骗我们的大脑，让大脑以为这些灯光是日光。躺在床上拿着 iPad 看电影或许很放松，但屏幕持续发出的亮光会增加一些人之后的入睡难度。睡眠医生提供的其他一些常见建议还包括：保持入睡时间一致，卧室只用来做爱或睡觉，上床睡觉前半小时将房间或者公寓的灯光调暗等。

最近的一些研究显示体温对于良好的睡眠同样有重要影响。进入睡眠的生理标志除了睡眠纺锤波这种脑电波的出现，还有一个就是身体核心体温的下降。与此同时，手脚的体温则会上升，因为身体会通过周边散发热量，这就是为什么人们睡着时喜欢把脚伸到被子外面。身体在夜里散热的倾向解释了为什么人们有时会说某个床垫不舒服，因为它们"睡起来很热"。用最简单的话来解释，就是制作这些床垫的材料和面料不利于身体散热。结果就是床感觉像火炉一般滚烫，身体无法冷却下来。由于生物钟的作用，大多数人的身体核心温度会在晚上10点左右自然下降。如果体温并未下降，就会导致长期失眠的产生。澳大利亚一所大学的研究人员发现，跟睡眠正常者相比，失眠病人试图入睡时，其核心体温要高出很多。

因此，帮助身体降温就成为改善睡眠的一种自然方法。由法国东北部城市里尔（Lille）的研究者进行的一项研究发现，睡前洗个冷水澡，被试者能更快入睡，整体睡眠质量也更好。将室温保持在60到66华氏度（或16到19摄氏度）最有利于睡眠。高于或低于这个温度都会让被试者睡不安稳，不是因为太热辗转反侧，就是因为太冷而瑟瑟发抖。当然这项实验假设被试者睡觉时穿着睡衣，并至少盖一层被子。不过这些法国研究人员非常较真，他们同样测定出了对喜欢裸身睡觉的人最适合的室内温度，这个温度要稍微高一些，范围为 86 到 90 华氏度，或者 30 到 32 摄氏度。

降低身体温度并不是改善睡眠的唯一一种身体活动。有意识进行体育锻炼的时间即使只增加少许，都能极大改善入睡时间和睡眠质量。这种方法对年龄稍大的成年人更是有效。一项对患有临床忧郁症的男性和女性进行的研究发现，十周的举重训练可以极大改善病人的睡眠质量。另一项对曾有睡眠问题的久坐成年人进行的研究发现，经过四个月的运动，被试者入睡所需要的时间减少了很多。在一项非常有趣的实验中，西雅图（Seattle）的研究者对近 200 名年龄超过 50 岁的超重或肥胖女性进行了长达一年的跟踪研究。其中一组被试者同意在接下来的 12 个月中进行一项锻炼计划，而剩下的人则保持正常的生活方式。一年之后，不出人们所料，进行锻炼的被试者比很少运动的被试者睡眠质量明显要好。但是在进行锻炼的女性中，睡眠质量有很大差别。每周锻炼时间超过三个半小时的女性比锻炼时间不足三个小时的女性更容易入睡。

乍看起来，运动对睡眠的益处明显是由于身体运动后变得劳累。毕竟，那些睡得最好的女性也是运动最多的女性。或许是因为她们的身体运动后太过劳累，所以需要更多睡眠。但睡眠和运动之间的关系又提供了另一个例子，说明我们的大脑并不像它们表面看起来那么简单直接。

比进行剧烈身体活动的时间更重要的，实际上可能是大脑对活动剧烈程度的认识。瑞士研究者对瑞士近 900 名大学生进行了一项研究，该研究结果发表在《美国运动医学学会杂志》(*Journal of the American College of Sports Medicine*) 上。研究人员对被试者每周进行锻炼的时间进行了跟踪记录。被试者还要完成两份问卷。在其中一份问卷中，他们会对自己的睡眠质量进行打分，分值为 1 至 10 分。在另一份问卷中，他们要对自己总体的健康水平进行打分，同样是十分制。将所有数据汇总，研究者发现学生的锻炼时间和睡眠质量之间并无联系。

这种自我评价还揭示了另外一些令人惊讶的结果。在对自己健康水平打分比较低的被试者中，有五分之一的人其实是整个被试群体中运动最多的人。这些被试者一直坚持运动，但总觉得自己做得还不够。这些想法一直跟随他们到卧室里。虽然他们比实验中其他成员的运动量更多，但这些人的睡眠质量却低于平均水平。他们坚持运动，却没得到相应的回报。

这跟其他一些研究的结果一致，睡眠和运动之间的联系不仅仅是让一个人的身体感到疲劳。其中有项研究对大学生连续进行了三个多月的跟踪调查。三个月结束的时候，研究者往前回溯，找出被试者身体活动量最大的 11 天和活动量最少的 11 天。然后将身体最为疲累的 11 天晚上的睡眠质量，同体力还有剩余的 11 天晚上的睡眠质量进行比较。一般逻辑应该是更忙的一天肯定有更好的睡眠，但实际上二者之间没多少差别。该研究发现入睡者白天的活动水平和当天晚上的睡眠质量之间并无关联，这意味着单纯的一段长跑并不是导致睡眠更好的原因。

但这项研究的确揭示了大脑的一个奇怪之处。有意思的是，那些认为自己身体状况良好的被试者会睡得很好——虽然实际上他们的运动量并不如其他被试者多。好像不管这些被试者活动多长时间，他们都能达到一个心理阈值，告诉自己不用担心身体的健康水平。当他们每天晚上躺下睡觉时，心里并不担心自己是否活动够量，因此入睡时就少了一个障碍。他们的大脑认为自己的身体达到了标准，因此会做出相应的反应。正如这项研究的主要研究者对《纽约时报》(*New*

York Times）所说的那样，"想什么比做什么更重要"。

　　这种原则也适用于改善睡眠的其他一些方法，这些方法可以归属到整体医学这一大类之下。瑜伽、针灸和按摩都被证明对改善睡眠有效，其中一部分原因是这些方法可以让身体和精神同时放松。每一种活动的精神方面都不容忽视。在某项研究中，病人被要求进行一种呼吸训练，曾在瑜伽课上平躺呼吸的人对于这种训练应该很熟悉。被试者每天晚上平躺闭上眼睛时，要将注意力集中在自己的呼吸上，吸气时大脑中想着"进"，呼气时想着"出"。结果证明，这种方法同治疗失眠的其他一些放松策略一样有效。

　　佐伊的秘密，收集脑电波，将其转化为数字，并对每晚的睡眠进行打分，所有这些技术或许跟那些心理技巧一样，做的是同一件事情。以简单易懂的数字形式向使用者提供反馈，就像那些幸运的瑞士大学生所感觉的那样，这种仪器可以提供同样的满足感。实际上他们并不是运动量最大的人，但事实并不重要。他们的大脑相信自己的身体是健康的，并根据这种想法做出相应反应并入睡。晚上休息好的秘诀可能仅仅是让大脑不要自寻烦恼。

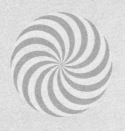

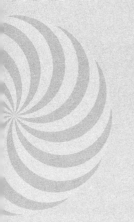

第十三章

晚安

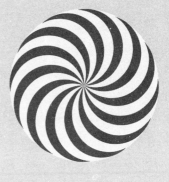

我开始写作这本书时，其实有一个比较自私的计划。我希望能够通过访问睡眠科学各个领域的专家，在整个项目结束时解决自己的梦游问题。

但事情并未如我所愿。我清楚意识到这一点是在圣安东尼奥市（San Antonio）一个炎热的七月下午。当时，许多毕生致力于睡眠研究的医生、研究者和学者聚集到这里，参加全国最大的年度睡眠研究会议。四个足球场大小的场地上散布着众多展台，销售你所能想到的各种各样跟睡眠有关的产品。有些销售商在出售一种T恤，背部缝有充满空气的口袋，据说这样可以强迫人侧睡，从而防止打鼾。旁边是一些出售药品的公司展台，用于治疗嗜睡症和其他睡眠失调症。在一个非常巨大的展示架上，一个头戴高大白色帽子的厨师正站在中间，烘烤热气腾腾的花生酱点心。我面前是一个穿着鲜红的T恤衫的男人，名字叫迈克。

迈克的产品看起来就像是在一个电唱机上面放了个大

玻璃罐。罐子里面是一只栩栩如生的塑料老鼠，脑门上连接着电线。如果这是一只真的老鼠，恐怕它会不堪忍受这种折磨。因为这个仪器的全部目的就是为了在不需人力的情况下，让老鼠长时间保持清醒。很明显，不让老鼠睡着没表面看起来那么简单。"非常耗费人力。"迈克说，我并不怀疑他所说的话，"如果在大学做实验，得让研究生不断戳动这些小老鼠。要想完成论文，就得不断这么戳上一两天，有时还可能是三天。"

迈克是堪萨斯一家名为顶尖科技（Pinnacle Technology）公司的工作人员。花上 7 500 美元，我就可以买下面前这个 8400-K1 生物仪器。迈克解释说，这个系统的卖点在于，如果你在进行睡眠剥夺实验，这个仪器可以让老鼠一直保持清醒，而不必使用会影响数据的电击法。迈克向我指出这种产品的各项特征。如果老鼠睡着了，连在它头上的微小神经递质电线会立即察觉，然后机器马上启动。一秒钟以内，塑料老鼠脚下沉重的塑料棒就会开始左右旋转，直至老鼠再次醒来，不需要任何人力戳动。

关于睡眠，这个产品所隐含的丰富含义要比其本意多得多。我盯着这个机器，脑中逐渐形成一个想法：你对睡眠了解得越多，它的奇异之处越让你失去探究的勇气。在那一刻之前，我从未想到会有一种产品，其功能只是为了剥夺老鼠的睡眠。如果不是写作这本书，我也不会知道梦游杀人犯的存在，也不会知道竟然有家公司希望几亿中国人和印度人慢慢喜欢上汉堡，从而产生跟肥胖相关的睡眠失调症，也不会知道最受欢迎的一种处方安眠药起作用的方式竟是让病人难以形成记忆。甚至在访问了该领域专家几百个小时、阅读了一摞又一摞的研究报告之后，我仍然将睡眠看作一种奇异的第三生活，它们是如此重要，却因此愈加神秘。迈克的机器似乎在暗示，关于睡眠仍有许多令人困惑的方面等待揭示，将会有更多的研究者继续各种古怪的研究，为了让人们最后能打上几个小时瞌睡，以及为了更多失眠的人能躺在枕头上安然入睡。

然而，我在睡眠这个奇异世界中新发现的知识也有积极的一面。当我对睡眠了解得足够多之后，我开始改善自己的睡眠。跟许多有睡眠问题的人不同，我从来没有失眠问题。我的麻烦在于会在夜里踢腿、说梦话，最严重的情形是睡着时在走廊里四处走动。

我的睡眠改进计划相当简单。第一步是使用脑电波跟踪设备"佐伊"一个月。正如第一批使用这种产品的那些测试者那样，我也被其功能深深吸引住了，使用以后我每天晚上的睡眠，从苏醒次数到做梦时间都清晰地展现在我面前。第一天晚上使用时，我的睡眠 ZQ 值是 40——完美睡眠分值120 分的三分之一。对于这个低分我并没有感到太过惊讶，我想这是由于自己还不习惯睡觉时在头上佩戴一个脑电波监视器。就像我在专业睡眠实验室的第一晚也睡得很糟糕。第二天晚上，佩戴头带的感觉稍微自然了一些。醒来时，我感觉这一次的睡眠比较正常，果然 ZQ 分数升至 68。虽然那天晚上我醒来几次，自己并不记得，但整体情况已没那么令人担忧了。而且做梦时间看起来也很充足。早晨时妻子说她模糊记得听到我睡觉时说了梦话，不过按照我的通常标准来看，一切都处于可控范围之内。

但我仍想继续改进睡眠分数，至少要升到 100。或许达到 100 时，我会对什么是真正的好睡眠有一种全新的认识。我开始按照这几个月所搜集到的睡眠建议去做。每天早晨在公寓阳光最好的一个角落里吃早餐，以使生物钟同昼夜循环保持一致。定期参加瑜伽课程。每天晚上睡觉前半小时，把房子里的灯一个个关掉。我每天晚上都会佩戴佐伊头巾，跟踪睡眠结果。ZQ 数值稳步上升，从第一天晚上的 68 上升到第二天晚上的 74，并一路爬升直至 88。

其顶峰数值为 94，我从未到达设定的目标 100 分，但睡眠其他方面的改善已让我感到很安慰了。早晨醒来时我感觉比平常更加精力充沛。记忆一些日常小事也变得更加容易，比如钥匙放在哪里、下一次牙医预约的时间和地点，每天乘地铁进出繁华的曼哈顿中心商业区时内心也感觉更加平静。最重要的是，我在睡眠方面对自己的身体有了更深的了解。如果某天工作压力特别大，晚上准备睡觉时我就会有一种奇怪的感觉：不知什么原因，我现在能够知道自己当天夜里将会睡得极不安稳，会梦游或者踢腿。对睡眠有了这么多了解之后，我知道当天晚上没有什么办法可以阻止这一切发生，因此既不抗拒，更不忽视，我只是选择睡在沙发上。

乍看之下，睡得更好并没让我的生活发生多大变化。毕竟，谁都无法保证我不会再次在梦游过程中撞上墙壁，或撞上什么更严重的东西。我可能今天晚上就会梦游，或者到星期二发生两次，也可能永远不再梦游。而这正是睡眠另一个让人困惑的地方。不过，对睡眠这种最基本的人类需求投入额外的时间和精力，其效果虽然微弱，却几乎影响了我生活的时时刻刻。因为我正在改进自己的睡眠，同时也在改进我的生活。而这一切所需要的就是，像对待身体其他健康方面那样，给予睡眠同样的尊重。正如我不会每天吃下一大盘辣椒奶酪炸薯条还指望能继续穿上以前的裤子一样，现在我的生活基本围绕这样的想法进行，不要期望自己只睡几个小时还能精神抖擞，或者认为身体和大脑能一下子从清醒状态过渡到平静睡眠中。如果说从跟睡眠专家的谈话中学到了什么，那就是我现在意识到良好的睡眠是要付出努力的。

而这种努力是值得的。健康、性爱、关系、创造力、记忆力，所有这些决定我们是谁的事情都取决于我们晚上的睡眠时间。对于每种生物都需要的睡眠，如果忽视了它们，我们就会去求助本不需要的药物，产生一些本来可以控制的健康问题，如肥胖和高血压，让我们的孩子陷入睡眠缺乏的境地，让他们那本已动荡不堪的青春期更加艰难。但人们仍然在继续遗忘睡眠、忽视睡眠，或推迟睡眠。任何一种方法——不论是运动、治疗或只是阅读本书这样的书籍——都可以帮助我们意识到，睡眠能够促使我们朝一种更优秀、更强健、更具创造力的生活前进。

简单来说，睡眠能使我们成为自己想成为的人，而你所要做的就是——闭上自己的眼睛。

第一章 我知道你昨晚做了什么

Basner, Mathias, and David F. Dinges. "Dubious Bargain: Trading Sleep for Leno and Letterman." *Sleep*, vol. 32 (June 2009).

Dement, William C., and Christopher Vaughan. *The Promise of Sleep: A Pioneer in Sleep Medicine Explores the Vital Connection between Health, Happiness, and a Good Night's Sleep.* New York: Delacorte Press, 1999.

Dreifus, Claudia. "Eyes Wide Shut: Thoughts on Sleep." *New York Times*, October 23, 2007.

Everson, C A., B. M. Bergmann, and A. Rechtschaffen. "Sleep Deprivation in the Rat: III. Total Sleep Deprivation." *Sleep*, vol. 12 (February 1989).

Gillin, J. Christian. "How Long Can Humans Stay Awake?" *Scientific American*, March 25, 2002.

Max, D. T. *The Family That Couldn't Sleep.* New York: Random House, 2006.

Palmer, Brian. "Can You Die from a Lack of Sleep?" *Slate*, May 11, 2009.

Pressman, Mark R. "Sleepwalking Déjà Vu." *Sleep*, vol. 32 (December 2009).

Rattenborg, N. C., S. L. Lima, and C. J. Amlaner. "Half-Awake to the Risk of Predation." *Nature*, vol. 397 (February 4, 1999).

Stickgold, Robert. "Neuroscience: A Memory Boost While You Sleep." *Nature*, vol. 444 (November 30, 2006).

Vyazovskiy, Vladyslav V., Umberto Olcese, Erin C. Hanlon, Yuval Nir, Chiara Cirelli, and Giulio Tononi. "Local Sleep in Awake Rats." *Nature*, vol. 472 (April 28, 2011).

第二章　点燃我的火焰

Akerstedt, T., and M. Gillberg. "A Dose-Response Study of Sleep Loss and Spontaneous Sleep Termination." *Psychophysiology*, vol. 23 (May 1986).

Arimura, M. "Sleep, Mental Health Status, and Medical Errors among Hospital Nurses in Japan." *Industrial Health*, vol. 48 (November 2010).

Barger, Laura K., Brian E. Cade, Najib T. Ayas, John W. Cronin, Bernard Rosner, Frank E. Speizer, and Charles A. Czeisler. "Extended Work Shifts and the Risk of Motor Vehicle Crashes among Interns." *New England Journal of Medicine*, vol. 352 (January 13, 2005).

Chepesiuk, R. "Missing the Dark: Health Effects of Light Pollution." *Environmental Health Perspectives*, vol. 117 (January 2009).

Ekirch, A. Roger. *At Day's Close: Night in Times Past.* New York: W. W. Norton, 2005.

Fox, Karen. "Sleeping the Sleep of Our Ancestors." *Science*, vol. 262, no. 5137 (November 19, 1993).

Goodman, Al. "Snoring to Success in Spain's First National Siesta Championship." *CNN World*, October 15, 2010.

Hathaway, Warren E. "Effects of School Lighting on Physical Development and School Performance." *Journal of Educational Research*, vol. 88 (March/April 1995).

McLean, Renwick. "For Many in Spain, Siesta Ends." *New York Times*, January 1, 2006.

Ohayon, M. M., M. H. Smolensky, and T. Roth. "Consequences of Shiftworking on Sleep Duration, Sleepiness, and Sleep Attacks." *Chronobiology International*, vol. 27 (May 2010).

Stross, Randall E. *The Wizard of Menlo Park: How Thomas Alva Edison Invented the Modern World.* New York: Crown, 2007.

U.S. Chemical Safety and Hazard Investigation Board. *Investigation Report: Refinery Explosion and Fire.* Report no. 2005-04-I-TX. March 2007.

Wehr, Thomas A. "In Short Photoperiods, Human Sleep Is Biphasic." *Journal of Sleep Research,* vol. 1 (June 1992).

第三章　床笫之间

"Bed Sharing 'Bad for Your Health.' " BBC News, September 9, 2009.

Coontz, Stephanie. *Marriage: A History from Obedience to Intimacy, or How Love Conquered Marriage.* New York: Viking Adult, 2005.

Halliday, Stephen. "Death and Miasma in Victorian London: An Obstinate Belief." *British Medical Journal,* vol. 323 (December 22, 2001): 1469–1471.

Hinds, Hilary. "Together and Apart: Twin Beds, Domestic Hygiene and Modern Marriage, 1890–1945." *Journal of Design History,* vol. 23, no. 3 (2010).

Meadows, Robert. "The 'Negotiated Night': An Embodied Conceptual Framework for the Sociological Study of Sleep." *Sociological Review,* vol. 53, no. 2 (May 2005): 240–254.

Mondello, Bob. "Remembering Hollywood's Hays Code, 40 Years On." *All Things Considered,* NPR, August 12, 2008.

Rosenblatt, Paul C. *Two in a Bed: The Social System of Couple Bed Sharing.* Albany: State University of New York Press, 2006.

Rozhon, Tracie. "To Have, Hold and Cherish, until Bedtime." *New York Times,* March 11, 2007.

Troxel, W. M. "It's More than Sex: Exploring the Dyadic Nature of Sleep and Its Implications for Health." *Psychosomatic Medicine,* vol. 72, no. 6 (July/August 2010).

Troxel, W. M., D. J. Buysse, M. Hall, and K. A. Matthews. "Marital Happiness and Sleep Disturbances in a Multi-Ethnic Sample of Middle-Aged Women." *Behavioral Sleep Medicine*, vol. 7, no. 1 (2009).

Troxel, W. M., T. Robles, M. Hall, and D. J. Buysse. "Marital Quality and the Marital Bed: Examining the Covariation between Relationship Quality and Sleep." *Sleep Medicine Reviews*, vol. 11 (October 2007).

Weiner, Stacy. "Estranged Bedfellows." *Washington Post*, January 10, 2006.

第四章　加上宝宝，三人共枕

Blum, David. "When Lullabies Aren't Enough: Richard Ferber." *New York Times Magazine*, October 9, 1994.

Brown, Charity M. "Women Are More Likely Than Men to Give Up Sleep to Care for Children and Others." *Washington Post*, February 14, 2011.

Burgard, Sarah. "The Needs of Others: Gender and Sleep Interruptions for Caregivers." *Social Forces*, vol. 89, no. 4 (June 2011).

Ferber, Richard. *Solve Your Child's Sleep Problems*. New York: Fireside, 1986.

Gomez, Mark. "Debate Rages over Having Babies Sleep with Parents." *San Jose Mercury News*, July 4, 2010.

Huang, Xiao-na. "Co-sleeping and Children's Sleep in China." *Biological Rhythm Research*, vol. 41, no. 3 (2010).

McKenna, James J., Helen L. Ball, and Lee T. Gettler. "Mother–Infant Cosleeping, Breastfeeding and Sudden Infant Death Syndrome: What Biological Anthropology Has Discovered about Normal Infant Sleep and Pediatric Sleep Medicine." *American Journal of Physical Anthropology*, vol. 134 (November 2007).

Meltzer, Lisa J., and Jodi A. Mindell. "Impact of a Child's Chronic Illness on Maternal Sleep and Daytime Functioning." *Archives of Internal Medicine*, vol. 166 (September 18, 2006).

Meltzer, Lisa J., and Jodi A. Mindell. "Relationship between Child Sleep Disturbances and Maternal Sleep, Mood, and Parenting Stress: A Pilot Study." *Journal of Family Psychology*, vol. 21 (March 2007).

Mindell, J. A., A. Sadeh, J. Kohyama, and T. H. How. "Parental Behaviors and Sleep Outcomes in Infants and Toddlers: A Cross-Cultural Comparison." *Sleep Medicine*, vol. 11 (April 2010).

Mindell, Jodi A., Lorena S. Telofski, Benjamin Wiegand, and Ellen S. Kurtz. "A Nightly Bedtime Routine: Impact on Sleep in Young Children and Maternal Mood." *Sleep*, vol. 32 (May 2009).

Rudd, Matt. "Move over, Darling—Preferably Right into the Other Bedroom: A Study Says the Best Way for a Couple to Get a Good Night's Rest Is to Sleep Apart." *Sunday Times* (London), September 13, 2009.

Seabrook, John. "Sleeping with the Baby." *New Yorker*, November 8, 1999.

Sobralske, Mary C. "Risks and Benefits of Parent/Child Bed Sharing." *Journal of the American Academy of Nurse Practitioners*, vol. 21 (September 2009).

Solter, Aletha. "Crying for Comfort: Distressed Babies Need to Be Held." *Mothering*, no. 122 (January/February 2004).

Stearns, Peter N., Perrin Rowland, and Lori Giarnella. "Children's Sleep: Sketching Historical Change." *Journal of Social History*, vol. 30 (Winter 1996).

Weissbluth, Marc. *Happy Sleep Habits, Happy Child*. New York: Ballantine Books, 1987.

第五章　你将做什么梦

Barrett, Deidre, and Patrick McNamara, eds. *The New Science of Dreaming*. Vol. 3: *Cultural and Theoretical Perspectives*. Westport, CT: Praeger, 2007.

Berlin, K. L. "Nightmare Reduction in a Vietnam Veteran Using Imagery Rehearsal Therapy." *Journal of Clinical Sleep Medicine*, vol. 6 (October 2010).

Blagrove, M., J. Henley-Einion, A. Barnett, D. Edwards, and C. Heidi Seage. "A Replication of the 5–7 Day Dream-Lag Effect with Comparison of Dreams to Future Events as Control for Baseline Matching." *Consciousness and Cognition*, vol. 20, no. 2 (June 2010).

Dement, W. C. "Recent Studies on the Biological Role of Rapid Eye Movement Sleep." *American Journal of Psychiatry*, vol. 122, no. 4 (October 1965).

Dement, William C., and Christopher Vaughan. *The Promise of Sleep: A Pioneer in Sleep Medicine Explores the Vital Connection between Health, Happiness, and a Good Night's Sleep.* New York: Delacorte Press, 1999.

Dixit, Jay. "Dreams: Night School." *Psychology Today*, vol. 40, no. 5 (November/December 1, 2007).

Empson, Jacob. *Sleep and Dreaming.* New York: Harvester Wheatsheaf, 1993.

Freud, Sigmund. *The Interpretation of Dreams.* Joyce Crick, trans. New York: Oxford University Press, 1999.

Gottesmann, Claude. "Discovery of the Dreaming Sleep Stage: A Recollection." *Sleep*, vol. 32 (January 2009).

Hall, C. S. "A Cognitive Theory of Dream Symbols." *Journal of General Psychology*, vol. 48 (1953).

Jouvet, M. "Paradoxical Sleep: A Study of Its Nature and Mechanisms," in K. B. Akert, C. Bally, J. P. Schadé, eds. *Sleep Mechanisms. Progress in Brain Research*, vol. 18. Amsterdam: Elsevier, 1965.

Mautner, B. "Freud's Irma Dream: A Psychoanalytic Interpretation." *International Journal of Psychoanalysis* (February 1991).

Murphy, Kate. "Take a Look inside My Dream." *New York Times*, July 9, 2010.

Nielsen, T. A., D. Kuiken, G. Alain, P. Stenstrom, and R. A. Powell. "Immediate and Delayed Incorporations of Events into Dreams: Further Replication and Implications for Dream Function." *Journal of Sleep Research*, vol. 13, no. 4 (December 2004).

Pick, Daniel, and Lyndal Roper, eds. *Dreams and History: The Interpretation of Dreams from Ancient Greece to Modern Psychoanalysis.* New York: Brunner-Routledge, 2004.

Reed, Charles F., Irving E. Alexander, and Silvan S. Tomkins, eds. *Psychopathology: A Source Book.* Boston: Harvard University Press, 1958.

Rock, Andrea. *The Mind at Night: The New Science of How and Why We Dream.* New York: Basic Books, 2004.

第六章　在睡眠中解决

Callaway, Ewen. "Dreams of Doom Help Gamers Learn: The Dreams of Video Game Players Suggest That Nocturnal Visions Have a Practical Role: Helping Us to Learn New Skills." *New Scientist*, vol. 15 (November 2009).

Dement, William C. *Some Must Watch while Some Must Sleep*. San Francisco: San Francisco Book Company, 1976.

Durrant, S. J., C. Taylor, S. Cairney, and P. A. Lewis. "Sleep-Dependent Consolidation of Statistical Learning." *Neuropsychologia*, vol. 49 (April 2011).

Galenson, David. "Innovators: Songwriters." NBER Working Paper no. 15511. Cambridge, MA: National Bureau of Economic Research, November 2009.

Hoffman, Jascha. "Napping Gets a Nod at the Workplace." *BusinessWeek*, August 26, 2010.

Horne, Jim. *Sleepfaring: A Journey through the Science of Sleep*. Oxford: Oxford University Press, 2006.

Louie, K., and M. A. Wilson. "Temporally Structured REM Sleep Replay of Awake Hippocampal Ensemble Activity." *Neuron*, vol. 29 (January 2001).

Mednick, Sarnoff A. "The Associative Basis of the Creative Process." *Psychological Review*, vol. 69, no. 3 (1962).

Mednick, S. C., S. P. A. Drummond, G. M. Boynton, E. Awh, and J. Serences. "Sleep-Dependent Learning and Practice-Dependent Deterioration on an Orientation Discrimination Task." *Behavioral Neuroscience*, vol. 122 (April 2008).

Mednick, S. C., J. Kanady, D. Cai, and S. P. A. Drummond. "Comparing the Benefits of Caffeine, Naps and Placebo on Verbal, Motor, and Perceptual Memory." *Behavioral Brain Research*, vol. 3 (November 2008).

Mollicone, D. J., H. Van Dongen, and D. F. Dinges. "Optimizing Sleep/Wake Schedules in Space: Sleep during Chronic Nocturnal Sleep Restriction with and without Diurnal Naps." *Acta Astronautica*, vol. 60 (February–April 2007).

Moorcroft, William H. *Sleep, Dreaming and Sleep Disorders: An Introduction.* Laham, MD: University Press of America, 1993.

Pierre, Maquet, and Ruby Perrine. "Insight and the Sleep Committee." *Nature*, vol. 427 (January 22, 2004).

Povich, Shirley. "The 1964 U.S. Open: Victory in the Heat of Battle." *Washington Post,* June 11, 1997.

Stickgold, Robert. "A Few Minutes of Shut-Eye at Work Could Be Good for Business." *Harvard Business Review*, vol. 87, no. 10 (2009).

Stickgold, Robert, April Malia, Denise Maguire, David Roddenberry, and Margaret O'Connor. "Replaying the Game: Hypnagogic Images in Normals and Amnesics." *Science*, vol. 13 (October 2000).

Tucker, Matthew A., and William Fishbein. "Enhancement of Declarative Memory Performance following a Daytime Nap Is Contingent on Strength of Initial Task Acquisition." *Sleep*, Vol. 31 (February 2008).

Tupper, Fred. "Lema Takes British Open Golf with 279, Beating Nicklaus by Five Strokes." *New York Times*, July 11, 1964.

Wagner, U., S. Gais, H. Haider, R. Verleger, and J. Born. "Sleep Inspires Insight." *Nature*, vol. 427 (January 2, 2004).

Walker, Matthew P. "Sleep to Remember." *American Scientist*, vol. 94, no. 4 (July/August 2006).

Walker, Matthew P., Tiffany Brakefield, Alexandra Morgan, J. Allan Hobson, and Robert Stickgold. "Practice with Sleep Makes Perfect: Sleep-Dependent Motor Skill Learning." *Neuron*, vol. 35 (July 3, 2002).

Wilson, M. A. "Hippocampal Memory Formation, Plasticity, and the Role of Sleep." *Neurobiology of Learning and Memory*, vol. 78 (November 2002).

第七章　武器 "Z"

Armstrong, Benjamin. "Are We Driving the Ship Drunk?" *Proceedings* (U.S. Naval Institute), vol. 136, no. 2 (February 2010).

Balkin, Thomas. "Managing Sleep and Alertness to Sustain Performance in the Operational Environment." Presentation notes, NATO, Nevilly-sur-Seine, France, 2005.

Berthoz, Alian. *Emotion and Reason: The Cognitive Neuroscience of Decision Making.* Oxford: Oxford University Press, 2003.

Committee on Military Nutrition Research, Food and Nutrition Board, Institute of Medicine. *Caffeine for the Sustainment of Mental Task Performance: Formulations for Military Operations.* Washington, D.C.: National Academy Press, 2001.

Driskell, James E., and Brian Mullen. "The Efficacy of Naps as a Fatigue Countermeasure: A Meta-Analytic Integration" *Human Factors*, vol. 47, no. 2 (Summer 2005).

Halbfinger, David M. "Hearing Starts in Bombing Error That Killed 4." *New York Times*, January 15, 2003.

Harrison, Yvonne, and James Horne. "The Impact of Sleep Deprivation on Decision Making: A Review." *Journal of Experimental Psychology: Applied*, vol. 6, no. 3 (2000).

"Information Paper: DARPA's Preventing Sleep Deprivation Program." Published on DARPA website (www.dtic.mil/cgi-bin/GetTRD?AD=ADA521 349&Location=U2&doc=GetTRD.doc.pdf), October 2007.

Jaffe, Greg. "Marching Orders: To Keep Recruits, Boot Camp Gets a Gentle Revamp; Army Offers More Support, Sleep, Second Helpings; Drill Sergeants' Worries; 'It Would Look So Much Nicer.' " *Wall Street Journal*, February 15, 2006.

Kennedy, Kelly. "Sleep Starved." *Army Times*, May 19, 2006.

Khatchadourian, Raffi. "The Kill Company." *New Yorker*, July 6, 2009.

Killgore, William D., Arthur Estrada, Tiffany Rouse, Robert M. Wildzunas, and Thomas J. Balkin. *Sleep and Performance Measures in Soldiers Undergoing Military Relevant Training.* Fort Rucker, AL: U.S. Army Aeromedical Research Laboratory, Warfighter Performance and Health Division, June 2009.

Killgore, William D. S., Sharon A. McBride, Desiree B. Killgore, and Thomas J.

Balkin. "The Effects of Caffeine, Dextroamphetamine, and Modafinil on Humor Appreciation During Sleep Deprivation." *Sleep*, vol. 29 (June 2006).

Kushida, Clete A. *Sleep Deprivation: Basic Science, Physiology and Behavior.* New York: Marcel Dekker, 2005.

Laurence, Charles. "Ready for War in 2005: The Soldier Who Never Sleeps." *Daily Telegraph*, January 5, 2003.

Lehrer, Jonah. *How We Decide.* New York: Houghton Mifflin Harcourt, 2009.

Martz, Ron. "War Story: GI Joe." *Atlanta Magazine,* March 2008.

Mestrovic, Stjepan. *The Good Soldier on Trial: A Sociological Study of Misconduct by the US Military Pertaining to Operation Iron Triangle, Iraq.* New York: Algora, 2009.

Miller, N. L., and R. Firehammer. "Avoiding a Second Hollow Force: The Case for Including Crew Endurance Factors in the Afloat Staffing Policies of the U.S. Navy." *Naval Engineers Journal*, vol. 119, no. 1 (2007).

Miller, N. L., P. Matsangas, and L. G. Shattuck. "Fatigue and Its Effect on Performance in Military Environments," in P. A. Hancock and J. L. Szalma, eds., *Performance under Stress.* Burlington, VT: Ashgate, 2007.

Miller, Nita Lewis, and Lt. John Nguyen. "Working the Nightshift on the USS John C. Stennis: Implications for Enhancing Warfighter Effectiveness." Conference paper, Human Systems Integration Symposium, Vienna, VA, May 1, 2003.

Robson, Seth. "In Video, Leahy Tells of Shooting Iraqi Detainees." *Stars and Stripes*, February 20, 2009.

Robson, Seth. "Report: Troops Need More Sleep." *Stars and Stripes*, March 17, 2009.

Scott, William B. "Crew Fatigue Emerging as Critical Safety Issue." *Aviation Week and Space Technology*, April 8, 1996.

Shanker, Thom, with Mary Duenwald. " 'Go Pills' Center-Stage at U.S. Pilots' Hearing: Effect of Amphetamine Use Is Murky." *International Herald Tribune*, January 20, 2003.

Shay, Jonathan. "Ethical Standing for Commander Self-Care: The Need for

Sleep," *Parameters* (U.S. Army War College), vol. 28, no. 2 (Summer 1998).

Smith, Elliot Blair. "Fatigue a Formidable Enemy within the Ranks: Sleep Deprivation Taking Toll on Troops, So Weary Warriors Catch Catnaps When and Where They Can." *USA Today*, March 28, 2003.

Squeo, Anne Marie, and Nicholas Kulish. "A Growing Threat to Troops in Iraq: Sleep Deprivation." *Wall Street Journal*, March 27, 2003.

Von Zielbauer, Paul. "Court Papers Describe Killings of Prisoners by Three U.S. Troops in Iraq." *International Herald Tribune*, August 28, 2008.

Von Zielbauer, Paul. "U.S. Soldiers Executed Iraqis, Statements Say." *New York Times*, August 26, 2008.

Wesensten, Nancy J., Gregory Belenky, and Thomas J. Balkin. "Sleep Loss: Implications for Operational Effectiveness and Current Solutions," in Thomas W. Britt, Carl A. Castro, and Amy B. Adler, eds., *Military Life: The Psychology of Serving in Peace and Combat*, vol. 1. Westport, CT: Praeger Security International, 2005.

第八章　闯入黑夜之中

Bachelder, Vance, and Michel A. Cramer Bornemann. "New Research in Sleep-Disorder Breathing." *RT: For Decision Makers in Respiratory Care* (June 2003).

Callwood, June. *The Sleepwalker*. Toronto: Lester and Orpen Dennys, 1990.

Cartwright, Rosalind. "Sleepwalking Violence: A Sleep Disorder, a Legal Dilemma, and a Psychological Challenge." *American Journal of Psychiatry*, vol. 161, no. 7 (July 2004).

Cramer Bornemann, Michel A., Mark W. Mahowald, and Carlos H. Schenck. "Parasomnias: Clinical Features and Forensic Implications." *Chest*, vol. 130, no. 2 (August 2006).

Denno, Deborah W. "Crime and Consciousness: Science and Involuntary Acts." *Minnesota Law Review*, vol. 87 (2002).

Denno, Deborah W. "Criminal Law in a Post-Freudian World." *University of Illinois Law Review*, vol. 601 (2005).

Denno, Deborah W. "A Mind to Blame: New Views on Involuntary Acts." *Behavioral Sciences and the Law*, vol. 21 (2003).

Krasnowski, Matt. "Sleepwalking Defense Is Called 'Sophistry'; Killer Gets 26 Years." *San Diego Union Tribune*, August 20, 2004.

Lauerma, Hannu. "Fear of Suicide during Sleepwalking." *Psychiatry*, vol. 59, no. 2 (Summer 1996).

Mahowald, M. W., C. H. Schenck, M. Goldner, V. Bachelder, and M. Cramer-Bornemann. "Parasomnia Pseudo-Suicide." *Journal of Forensic Sciences*, vol. 48, no. 5 (2003).

Mahowald, Mark W., and Carlos H. Schenck. "Parasomnias: Sleepwalking and the Law." *Sleep Medicine Reviews*, vol. 4, no. 4 (2000).

"Man Acquitted of Sleepwalking Murder Running for School Trustee in Durham." CityNews.ca. October 27, 2006.

McLeod, Keith. "A Decent Man and Devoted Husband; Dad Who Strangled Wife in Sleep Is Cleared." *Daily Record* (Glasgow), November 21, 2009.

Milliet, Nicolaa, and Wolfgang Ummenhofer. "Somnambulism and Trauma: Case Report and Short Review of the Literature." *Journal of Trauma: Injury, Infection, and Critical Care*, vol. 47 (August 1999).

Morse, Stephen J., and Morris B. Hoffman. "The Uneasy Entente between Legal Insanity and Mens Rea: Beyond Clark V. Arizona." *Journal of Criminal Law and Criminology*, vol. 97, no. 4 (Summer 2007).

Schenck, C. H., I. Arnulf, and M. W. Mahowald. "Sleep and Sex: What Can Go Wrong? A Review of the Literature on Sleep Related Disorders and Abnormal Sexual Behaviors and Experiences." *Sleep*, vol. 30 (June 2007).

Schenck, Carlos H., Samuel Adams Lee, Michel A. Cramer Bornemann, and Mark W. Mahowald. "Potentially Lethal Behaviors Associated with Rapid Eye Movement Sleep Behavior Disorder: Review of the Literature and Forensic Implications." *Journal of Forensic Sciences*, vol. 54, no. 6 (2008).

Sleep Runners: The Stories behind Everyday Parasomnias. Brian L. Dehler, dir. Documentary. Slow-Wave Films, 2011.

Stryker, Jeff. "Sleepstabbing: The Strange Science of Sleep Behavior and One Verdict: Guilty!" *Salon*, July 8, 1999.

Tighe, Janet A., and Francis Wharton. "The Nineteenth-Century Insanity Defense: The Origins of a Reform Tradition." *American Journal of Legal History*, vol. 27, no. 3 (July 1983).

Vienneau, David. "Sleepwalk Murder Acquittal Upheld by Supreme Court." *Toronto Star*, August 27, 1992.

第九章　比赛时间

Bronson, Po. "Snooze or Lose." *New York*, October 7, 2007.

Brown, Frederick M., Evan E. Neft, and Cynthia M. LaJambe. "Collegiate Rowing Crew Performance Varies by Morningness-Eveningness." *Journal of Strength and Conditioning Research*, vol. 22, no. 6 (November 2008).

Corbett Dooren, Jennifer. "Later Start to School Boosts Teens' Health." *Wall Street Journal*, July 6, 2010.

Dahl, R. E., and A. G. Harvey. "Sleep in Children and Adolescents with Behavioral and Emotional Disorders." *Sleep Medicine Clinics*, vol. 2 (September 2007).

Doskoch, Peter. "Putting Time on Your Side." *Psychology Today*, vol. 30, no. 2 (March/April 1997).

Frias, Carlos. "Baseball and Amphetamines." *Palm Beach Post*, April 2, 2006.

Gangwisch, James E., Lindsay A. Babiss, Dolore Malaspina, J. Blake Turner, Gary K. Zammit, and Kelly Posner. "Earlier Parental Set Bedtimes as a Protective Factor against Depression and Suicidal Ideation." *Sleep*, vol. 33 (January 2010).

Mah, Cheri. "Extended Sleep and the Effects on Mood and Athletic Performance in Collegiate Swimmers." Presented at the 2008 annual meeting of the Associated Professional Sleep Societies, Baltimore, MD, June 9, 2008.

O'Brien, Louise M., Neali H. Lucas, Barbara T. Felt, Timothy F. Hoban, Deborah L. Ruzicka, Ruth Jordan, Kenneth Guire, and Ronald D. Chervin. "Aggressive Behavior, Bullying, Snoring, and Sleepiness in Schoolchildren." *Sleep Medicine*, Vol. 12, no. 7 (August 2011).

Postolache, T. T., T. M. Hung, R. N. Rosenthal, J. J. Soriano, F. Montes, and J. W. Stiller. "Sports Chronobiology Consultation: From the Lab to the Arena." *Clinical Sports Medicine*, vol. 24 (April 2005).

Postolache, Teodor T., and Dan A. Orenc. "Circadian Phase Shifting, Alerting, and Antidepressant Effects of Bright Light Treatment." *Clinical Sports Medicine*, vol. 24 (April 2005).

Reilly, Thomas. "The Body Clock and Athletic Performance." *Biological Rhythm Research*, vol. 40, no. 1 (February 2009).

Rosbash, Michael. "A Biological Clock." *Daedalus*, vol. 132, no. 2 (Spring 2003).

Samuels, Charles. "Sleep, Recovery, and Performance: The New Frontier in High-Performance Athletics." *Neurological Clinics*, vol. 26 (February 2008).

Smith, Roger S., Christian Guilleminault, and Bradley Efron. "Sports, Sleep and Circadian Rhythms: Circadian Rhythms and Enhanced Athletic Performance in the National Football League." *Sleep*, vol. 20 (May 1997).

Stein, Jeannine. "Athletes Who Sleep More May Score More." *Los Angeles Times*, June 18, 2007.

Travis, John. "Does March Madness Need a Time-Out?" *Science News*, vol. 156, no. 19 (November 1999).

Tucker, Jill. "Sleep May Limit Teen's Depression." *San Francisco Chronicle*, November 13, 2009.

Tyack, David, and Larry Cuban. *Tinkering toward Utopia: A Century of Public School Reform*. Cambridge, MA: Harvard University Press, 1995.

Wahlstrom, K. "Accommodating the Sleep Patterns of Adolescents within Current Educational Structures: An Uncharted Path," in M. Carskadon, ed., *Adolescent Sleep Patterns: Biological, Social, and Psychological Influences*. New York: Cambridge University Press, 2002.

Wahlstrom, K. L. "The Prickly Politics of School Starting Times." *Kappan*, vol. 80, no. 5 (1999).

Wahlstrom, Kyla. "Changing Times: Findings from the First Longitudinal Study of Later High School Start Times." *NASSP Bulletin*, vol. 86, no. 633 (December 2002).

第十章 轻松呼吸

Aleccia, JoNel. "Heavy, Drowsy Truckers Pose Risk on the Road." *MSNBC.com*, June 14, 2009.

American Sleep Apnea Association. "Apnea Support Forum." http://www.apneasupport.org/help-1st-sleep-study-last-night-scared-angry-sad-dismayed-t26555.html. Accessed August 2011.

"A Brief History of OSA." *ResMedica Clinical Newsletter*, no. 14 (2011).

Davidson, Terence M. "The Great Leap Forward: The Anatomic Basis for the Acquisition of Speech and Obstructive Sleep Apnea." *Sleep Medicine*, vol. 4 (May 2003).

Dement, William C., and Christopher Vaughan. *The Promise of Sleep: A Pioneer in Sleep Medicine Explores the Vital Connection between Health, Happiness, and a Good Night's Sleep*. New York: Delacorte Press, 1999.

Diamond, J. *The Third Chimpanzee: The Evolution and Future of the Human Animal*. New York: HarperCollins, 1992.

Durand, G., and S. N. Kales. "Obstructive Sleep Apnea Screening during Commercial Driver Medical Examinations: A Survey of ACOEM Members." *Journal of Occupational and Environmental Medicine*, vol. 51 (October 2009).

Espie, Colin A., and Niall M. Broomfield. "The Attention–Intention–Effort Pathway in the Development of Psychophysiologic Insomnia: A Theoretical Review." *Sleep Medicine Reviews*, vol. 10, no 4 (August 2006).

Government Accountability Office. *Commercial Drivers: Certification Process for Drivers with Serious Medical Conditions*. Report no. GAO-08-1030T. Washington, DC: Government Accountability Office, July 24, 2008.

Isono, Shiroh, John E. Remmers, Atsuko Tanaka, Yasuhide Sho, Jiro Sato, and Takashi Nishino. "Anatomy of Pharynx in Patients with Obstructive Sleep Apnea and in Normal Subjects." *Journal of Applied Physiology*, vol. 82, no. 4 (April 1997).

Kirby, Tony. "Colin Sullivan: Inventive Pioneer of Sleep Medicine." *Lancet*, vol. 377 (April 2011).

Kumar, R., B. V. Birrer, P. M. Macey, M. A. Woo, R. K. Gupta, F. L. Yan-Go, and R. M. Harper. "Reduced Mammillary Body Volume in Patients with Obstructive Sleep Apnea." *Neuroscience Letters*, vol. 438 (June 2008).

Macey, P. M., R. Kumar, M. A. Woo, E. M. Valladares, F. L. Yan-Go, and R. M. Harper. "Brain Structural Changes in Obstructive Sleep Apnea." *Sleep*, vol. 31 (July 2008).

Maher, Kris. "The New Face of Sleep—As Patients Balk at Bulky Masks, New Efforts to Treat Sleep Apnea." *Wall Street Journal*. February 2, 2010.

National Commission on Sleep Disorders Research. *Report of the National Commission on Sleep Disorders Research*. Washington, DC: U.S. Government Printing Office, 1992.

Parks, P. D., G. Durand, A. J. Tsismenakis, A. Vela-Bueno, and S. N. Kales. "Screening for Obstructive Sleep Apnea during Commercial Driver Medical Examinations." *Journal of Occupational and Environmental Medicine*, vol. 51 (October 2009).

"ResMed Inc. Announces Record Financial Results for the Quarter and Twelve Months Ended June 30, 2010." ResMed News Release, August 5, 2010.

Yaffe, Kristine, Alison M. Laffan, Stephanie Litwack Harrison, Susan Redline, Adam P. Spira, Kristine E. Ensrud, Sonia Ancoli-Israel, and Katie

L. Stone. "Sleep-Disordered Breathing, Hypoxia, and Risk of Mild Cognitive Impairment and Dementia in Older Women." *JAMA*, vol. 306 (August 2011).

第十一章　数绵羊

Alderman, Lesley. "Cost-Effective Ways to Fight Insomnia." *New York Times*, June 5, 2009.

Ansfield, M. E., D. M. Wegner, and R. Bowser. "Ironic Effects of Sleep Urgency." *Behaviour Research and Therapy*, vol. 34 (July 1996).

Armstrong, David. "Sales of Sleeping Pills Are Seeing a Revival; Lunesta's Big Launch." *Wall Street Journal*, April 19, 2005.

Edwards, Jim. "Lunesta's Hit Marketing May Be a Dying Breed." *Brandweek*, August 22–29, 2005.

Edwards, Jim. "Sleep: Perchance to Dream." *Brandweek*, October 9, 2006.

Fratello, F. "Can an Inert Sleeping Pill Affect Sleep? Effects on Polysomnographic, Behavioral and Subjective Measures." *Psychopharmacology*, vol. 181 (October 2006).

Herzberg, David. *Happy Pills in America: From Miltown to Prozac.* Baltimore: John Hopkins University Press, 2009.

Institute of Medicine. *Sleeping Pills, Insomnia and Medical Practice.* Washington, DC: National Academy of Sciences, 1979.

Martin, Emily. "Sleepless in America," in Janis H. Jenkins, ed., *Pharmaceutical Self: The Global Shaping of Experience in an Age of Psychopharamacology.* Santa Fe, NM: SAR Press, 2011.

Morin, Charles. "Sequential Treatment for Chronic Insomnia: A Pilot Study." *Behavioral Sleep Medicine*, vol. 2, no. 2 (2004).

Morin, Charles, Célyne Bastien, Bernard Guay, Monelly Radouco-Thomas, Jacinthe Leblanc, and Annie Vallières. "Cognitive Behavioral Therapy, Singly and Combined with Medication, for Persistent Insomnia." *JAMA*, vol. 301 (May 2009).

Morin, Charles, Célyne Bastien, Bernard Guay, Monelly Radouco-Thomas, Jacinthe Leblanc, and Annie Vallières. "Randomized Clinical Trial of Supervised Tapering and Cognitive Behavior Therapy to Facilitate Benzodiazepine Discontinuation in Older Adults with Chronic Insomnia." *American Journal of Psychiatry*, vol. 161 (2004).

Morin, Charles, Annie Vallières, and Hans Ivers. "Dysfunctional Beliefs and Attitudes about Sleep." *Sleep*, vol. 30 (November 2007).

Morin, Charles M., Cheryl Colecchi, Jackie Stone, Rakesh Sood, and Douglas Brink. "Behavioral and Pharmacological Therapies for Late-Life Insomnia." *JAMA*, vol. 281 (March 17, 1999).

Morris, H. H., and M. L. Estes. "Traveler's Amnesia. Transient Global Amnesia Secondary to Triazolam," *JAMA*, vol. 258 (August 1987).

Murphy, Shelley. "Unruly Jet Passenger Pleads Guilty." *Boston Globe*, September 8, 2005.

National Sleep Foundation. "2003 Sleep in America Poll." Prepared by WB&A Market Research. Found at http://www.sleepfoundation.org/sites/default/files/2003SleepPollExecSumm.pdf.

Roth, Thomas. "Insomnia: Definition, Prevalence, Etiology, and Consequences." *Journal of Clinical Sleep Medicine*, vol. 3 (August 15, 2007).

Saul, Stephanie. "Sleep Drugs Found Only Mildly Effective, but Wildly Popular." *New York Times*, October 23, 2007.

Tsai, M. J., Y. H. Tsai, and Y. B. Huang. "Compulsive Activity and Anterograde Amnesia after Zolpidem Use." *Clinical Toxicology*, vol. 45, no. 2 (2007).

Wegner, D. M., and J. W. Pennebaker, eds. *Handbook of Mental Control*. Englewood Cliffs, NJ: Prentice-Hall, 1993.

Worthman, C. M., and M. Melby. "Toward a Comparative Developmental Ecology of Human Sleep," in M.A. Carskadon, ed., *Adolescent Sleep Patterns: Biological, Social, and Psychological Influences*. New York: Cambridge University Press, 2002.

第十二章 睡精灵

"Air India Plane Crash: 'Sleepy' Pilot Blamed." BBC News, November 17, 2010.

Bader, G. G., and S. Engdal. "The Influence of Bed Firmness on Sleep Quality." *Applied Ergonomics*, vol. 31 (October 2000).

Bergholdt, K. "Better Backs by Better Beds?" *Spine*, vol. 33 (April 2008).

Calamari, Luigi. "Effect of Different Free Stall Surfaces on Behavioural, Productive and Metabolic Parameters in Dairy Cows." *Applied Animal Behaviour Science*, vol. 120 (August 2009).

Dement, William C., and Christopher Vaughan. *The Promise of Sleep: A Pioneer in Sleep Medicine Explores the Vital Connection between Health, Happiness, and a Good Night's Sleep.* New York: Delacorte Press, 1999.

"Directions for the Management of Sleep." *Dublin Penny Journal*, vol. 2, no. 74 (1833).

Gerber, Markus, Serge Brand, and Edith Holsboer-Trachsler. "Fitness and Exercise as Correlates of Sleep Complaints: Is It All in Our Minds?" *Medicine and Science in Sports and Exercise (Journal of the American College of Sports Medicine)*, vol. 42 (May 2010).

Khalsa, Sat Bir S. "Treatment of Chronic Insomnia with Yoga: A Preliminary Study with Sleep–Wake Diaries." *Applied Psychophysiology and Biofeedback*, vol. 29 (December 2004).

Lack, L. C., M. Gradisar, E. J. Van Someren, H. R. Wright, and K. Lushington. "The Relationship between Insomnia and Body Temperatures." *Sleep Medicine Review*, vol. 12 (August 2008).

Leea, Hyunj, and Sejin Park. "Quantitative Effects of Mattress Types (Comfortable vs. Uncomfortable) on Sleep Quality through Polysomnography and Skin Temperature." *International Journal of Industrial Ergonomics*, vol. 36 (November 2006).

Mooallem, Jon. "The Sleep Industrial Complex." *New York Times*, November 18, 2007.

Onen, S. H., F. Onen, D. Bailly, and P. Parquet. "Prevention and Treatment of Sleep Disorders through Regulation of Sleeping Habits." *Presse Med*, vol. 23 (March 1994).

Reid, K. J., K. G. Baron, B. Lu, E. Naylor, L. Wolfe, and P. C. Zee. "Aerobic Exercise Improves Self-Reported Sleep and Quality of Life in Older Adults with Insomnia." *Sleep Medicine*, vol. 11 (October 2010).

Singh, Nalin, Theodora M. Stavrinos, Yvonne Scarbek, Garry Galambos, Cas Liber, and Maria A. Fiatarone Sing. "A Randomized Controlled Trial of High versus Low Intensity Weight Training versus General Practitioner Care for Clinical Depression in Older Adults." *Journal of Gerontology: Biological Sciences*, vol. 60 (June 2005).

Tworoger, Shelley S., Yutaka Yasui, Michael V. Vitiello, and Robert S. Schwartz. "Effects of a Yearlong Moderate-Intensity Exercise and a Stretching Intervention on Sleep Quality in Postmenopausal Women." *Sleep*, vol. 26 (November 2003).

Youngstedt, Shawn, and Christopher Kline. "Epidemiology of Exercise and Sleep." *Sleep and Biological Rhythms*, vol. 4 (October 2006).